文献と臨床のインプラントサイエンス

今読むべきインパクトの高い 70論文 & 77症例

一般社団法人日本インプラント臨床研究会　編

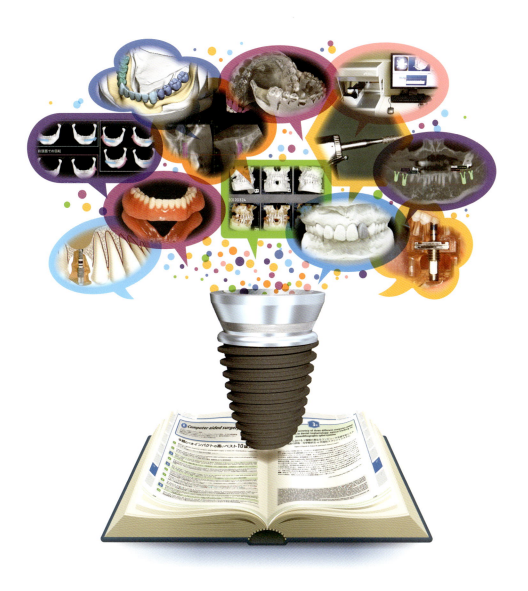

クインテッセンス出版株式会社　2016

Tokyo, Berlin, Chicago, London, Paris, Barcelona, Istanbul, Milano, São Paulo, Moscow, Prague, Warsaw, Delhi, Bucharest, and Singapore

序文

　インプラントに対する一部のネガティブな報道により、インプラントを取り巻く環境が低迷しておりましたが、超高齢社会を迎え健康長寿の鍵を握ると言っても過言でない歯の大事さ、そして咀嚼できることの重要性が浸透しインプラントのすばらしさが再認識されてきており、この数年間はターニングポイントの年になるといえるでしょう。このような時こそ真摯にインプラントに取り組み、インプラントのすばらしさを国民にしっかりと浸透させていくことが責務と考えられます。

　日本インプラント臨床研究会（Clinical Implant Society of Japan：CISJ）は1974年に創立され、会員は全国に400名を超え、インプラントの発展に寄与できるよう研鑽を積んでおります。そして、本当の実力を養うためには自身の臨床を発表することが一番であるという考えのもと、発表しなければ参加できないという全員発表研修会を毎年行っており、今回、記念すべき第10回を迎え、成功裡に開催することができました。本書はそれを基に発刊されました。

　編集にあたっては、当会40周年記念誌発刊にあたり発足したサイエンス委員会を中心に、エビデンスを追求しつつも固執してしまわないよう、当会のフィロソフィーである臨床とエビデンスを有機的に結び付けて日常臨床に直結できるように行いました。具体的には、引用頻度が高く、即臨床に直結する7つのキーワードに関して、インパクトの高いベスト10論文（×7キーワード）を世界水準での検索システムで70本選出しました。そのうち、臨床家にとってもっとも役立つだろうと思われる3論文（×7キーワード）のアブストラクトを翻訳し、明日からの臨床で使えるようにしています。患者さんからインプラント治療の科学的根拠について聞かれた際、ベスト70論文のうちのアブストラクト翻訳21本を読んでいれば、ほとんどの質問に対して解答できるよう選択しましたので、インプラント治療はサイエンスであることを示せると思います。

　巻頭特別企画としては、今まであるようでなかった「日本人・アジア人と欧米人の歯槽骨幅、口蓋歯肉の厚み、バイオタイプの比較」というまさに臨床医が知りたいことについて、サイエンス委員会委員長の岩野義弘先生が文献的に考察しております。そして、77症例においては、これまで同様に1ページに凝縮してわかりやすく解説するとともに、すべてに参考文献を示していることにも注目していただければと思います。

　このように臨床医がエビデンスをもとにしたインプラント治療を行うにあたりすぐにでもお役に立てるよう編集致しました。本書が良質なインプラント治療の提供に役立ち、患者さんに恩恵をもたらす一助になれば幸いと考えています。末筆となりましたが、本書の出版の機会と多大な協力をいただきましたクインテッセンス出版の取締役編集長・山形篤史氏、Quintessence DENTAL Implantology 編集部・宮田 淳氏、第1書籍編集部・田島佑介氏に深く感謝致します。

2016年5月吉日

一般社団法人日本インプラント臨床研究会会長
田中譲治

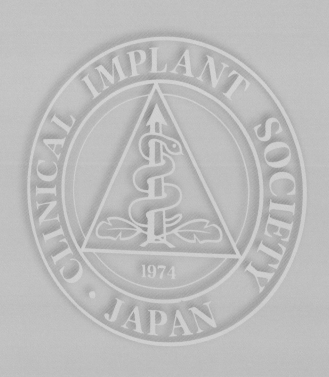

公益社団法人日本口腔インプラント学会指定研修施設
一般社団法人日本インプラント臨床研究会（CISJ：Clinical Implant Society of Japan）
1974年に創立されたもっとも歴史のあるインプラントの研究会の1つです。学会も含め積極的に活動しており、現在、会員は全国で440名を超え、12名が公益社団法人日本口腔インプラント学会指導医、98名が専門医を取得しているなど、真の実力あるインプラントロジストになるために日々研鑽を積んでいます。
（ホームページ http://www.cisj.org/）

Contents

巻頭特別企画
日本人の硬・軟組織は本当に薄いのか?!
人種の違いによる歯槽骨幅、口蓋歯肉の厚み、バイオタイプの比較
岩野義弘　11

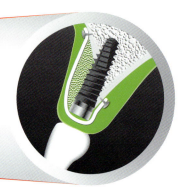

1章 Bone augmentation
骨造成　22

abstract-1	インプラント歯学における骨造成術式		23
abstract-2	自家ブロック骨移植とコラーゲンメンブレンを使用した骨再生誘導法による歯槽堤の水平的造成術：42名の患者の臨床研究		24
abstract-3	抜歯後のリッジプリザベーションを抜歯単独か異種移植で対応した場合の比較：臨床的および組織形態計測学的研究		25
1	上顎中切歯部位におけるインプラントのための骨造成	安倍稔隆	26
2	矯正治療中の硬・軟組織造成を併用した前歯部インプラント治療	岡昌由記	27
3	審美インプラント治療におけるチタンメッシュおよび吸収性メンブレンを使用したGBR症例	片寄信子	28
4	下顎臼歯部中間欠損に対してインプラント埋入および骨補填した症例	神田雄紀	29
5	骨欠損の大きい上顎右側臼歯部に対するリッジオグメンテーション後のインプラント治療	須賀友哉	30
6	臼歯部に対するピエゾを応用したリッジエキスパンジョン後のインプラント治療	高須晃太	31
7	上顎側切歯に対するGBR後のインプラント治療	辻勇人	32
8	GBR、インプラント、ナビゲーションによる審美および咬合再構成	成瀬啓一	33
9	上顎側切歯にインプラント埋入と同時にGBRを行った症例	西原秀幸	34
10	オープンバリアメンブレンテクニックによるインプラント埋入症例	萬葉陽巳	35
11	β-TCPとオートトゥースボーンによる2種の方法のGBRを行った症例	古市嘉秀	36
12	大臼歯部のリッジエキスパンジョンをZ型の切削を加えて行った症例	松成淳一	37
13	超狭窄骨に対する1ステージでのインプラント埋入法	水口稔之	38
14	PDGFの効果の検証	森岡千尋	39

Contents

⑮ 中等度歯周疾患患者にインプラント治療を応用し咬合の再構成を行った症例　　湯浅慶一郎　40
⑯ 13年間歯周補綴のメインテナンス後、経年劣化をインプラントにてリカバリーした症例　　横山研士郎　41

Sinus augmentation
上顎洞骨増大術　42
2章

abstract-1	上顎洞底挙上術の解剖学的側面	43
abstract-2	脱タンパクウシ骨と自家骨を用いて行った上顎洞底挙上術後11年で採取した生検の組織学的および組織形態計測学的解析	44
abstract-3	ストローマンボーンセラミック、バイオオス、ピューロスならびに自家骨を用いた上顎洞底挙上術後の組織学的結果。ランダム化比較臨床試験	45

⑰ 骨量不足の欠損部位に対するサイナスフロアエレベーション後のインプラント埋入症例　　芦澤　仁　46
⑱ 残存歯に顕著な摩耗と歯冠破折が認められた上下顎大臼歯欠損症例　　井汲憲治　47
⑲ オステオプッシャーによる剥離をともなうソケットリフト症例　　岩本麻也　48
⑳ 矯正終了後の上顎洞底挙上術をともなうインプラント治療　　岡田崇之　49
㉑ ソケットリフト後インプラントを用いた咬合支持回復症例　　木村茂夫　50
㉒ ソケットプリザベーションとソケットリフトを用いたインプラント症例　　齋藤琢也　51
㉓ 下顎遊離端欠損と上顎臼歯部欠損に対するインプラント治療とブリッジ治療　　佐藤浩史　52
㉔ 当院でサイナスリフトを行い7年経過した2症例　　鈴木秀紀　53
㉕ 上下顎臼歯部欠損へのインプラント治療　　角田宗弘　54
㉖ ソケットリフトを併用したインプラント治療　　戸田成紀　55
㉗ ソケットリフト後のインプラントトラブルのリカバリー症例　　南光　勉　56
㉘ 歯科用CBCTによる上顎洞自然孔の撮影法　　福留淳一　57
㉙ ピエゾサージェリーを応用したサイナスリフト後のインプラント症例　　藤田陽一　58
㉚ サイナスグラフトした部位の骨の吸収量と喫煙の関係　　森田荘一朗　59

Contents

3章 Immediate implant placement
即時インプラント埋入　60

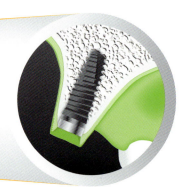

abstract-1	根尖病変が存在する部位へのインプラントの即時埋入：50名の患者における前向きランダム化試験	61
abstract-2	審美領域における経粘膜的治癒による即時インプラント埋入：多施設ランダム化比較臨床試験I。外科的結果	62
abstract-3	上顎前歯部単独歯欠損に即時埋入後プロビジョナルレストレーションを装着した後の唇側歯肉組織の安定性：2〜8年間のフォローアップ	63
㉛	上顎小臼歯部への抜歯後即時インプラント埋入症例　鵜飼周太郎	64
㉜	上顎犬歯部への抜歯後即時埋入症例　岡田　淳	65
㉝	審美領域への抜歯後即時インプラント埋入　苧坂　通	66
㉞	上顎小臼歯への抜歯後即時インプラント埋入およびGBRの併用症例　尾﨑哲英	67
㉟	補綴後のアバットメントの破折と隣在歯の歯根破折を即時埋入でリカバリーした症例　笹谷和伸	68
㊱	上顎小臼歯部歯根破折に対する抜歯後即時インプラント埋入　佐藤文明	69
㊲	上顎中切歯歯根破折に対する抜歯後即時インプラント埋入症例　半澤昌也	70
㊳	上顎中切歯欠損に対する抜歯後即時インプラント埋入症例　宮尾昌祥	71
㊴	上顎中間欠損に対する抜歯後即時インプラント埋入症例　矢田孔太朗	72
㊵	暫間インプラントを併用した抜歯後即時埋入症例　山口明子	73

4章 Implant overdenture
インプラントオーバーデンチャー　74

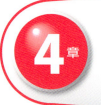
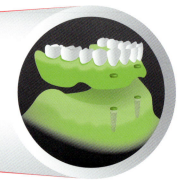

abstract-1	下顎オーバーデンチャーにおける、インプラント間の連結の有無に関する10年間のランダム化臨床研究：インプラント周囲の状態	75

Contents

abstract-2	無歯顎者にインプラントオーバーデンチャーを用いた際の長期的治療結果：トロントスタディ		76
abstract-3	無歯顎者の治療における第一選択肢としての下顎における2本のインプラントを用いたインプラントオーバーデンチャー－ヨークコンセンサスステートメント		77
㊶	ボーンアンカードブリッジからオーバーデンチャーに設計変更したインプラント症例	伊藤嘉信	78
㊷	コーヌス義歯の支台の一部としてインプラントを用いた症例	迫田竜二	79
㊸	デジタル技術によるCAD/CAMデンチャーの可能性	田中譲治	80
㊹	天然歯とインプラント磁性アタッチメントを支台としたデンチャー症例	笛木 貴	81
㊺	両側遊離端にケラターを用いてインプラント治療を行った症例	山田嘉宏	82
㊻	コピーデンチャーを診断用テンプレートとして用いた症例	若松義昌	83

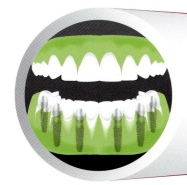

Implant follow-up
インプラントフォローアップ　84
5章

abstract-1	インプラント治療の9～14年のフォローアップ。パート3：インプラント周囲病変に関連する因子		85
abstract-2	上顎無歯顎患者におけるインプラント治療：固定性補綴装置を装着した76名の患者の15年フォローアップ研究		86
abstract-3	上顎と下顎に1回法で埋入されたショートインプラント：1～9年のフォローアップ期間を有する後ろ向き臨床研究		87
㊾	下顎右側最後臼歯にショートインプラントで対応した症例	板野　賢	88
㊽	バイコン・ショートインプラント症例	梅津正喜	89
㊾	根未完成歯の自家歯牙移植	太田広宣	90
㊿	ボールポイントヘックスドライバーのスクリュー固定式上部構造物への応用	大野素史	91
51	ソケットプリザベーションを応用したインプラント補綴後5年以上経過症例	小野喜徳	92
52	咬合再構成におけるインプラントの役割	甲斐智之	93
53	下顎両側第二小臼歯に対してインプラントと自家歯牙移植を実施した症例	河野　出	94
54	骨膜下インプラントのリカバリー症例	小嶋榮一	95
55	臼歯部欠損に対しインプラントにて咬合回復を行った症例	小城哲治	96
56	矯正治療後に先天性欠如の左下第二小臼歯部にインプラントを埋入した症例	今野賢克	97

Contents

- ⑤⑦ 下顎臼歯部に対してインプラントを埋入し、咬合機能を回復した症例　　佐々木裕道　98
- ⑤⑧ 下顎両側遊離端欠損にインプラントを応用した症例　　佐藤　匡　99
- ⑤⑨ インプラント周囲の炎症に対するフォトダイナミックセラピー（PDT）の応用とその効果　　鈴木佐栄子　100
- ⑥⓪ 破折したインプラントを除去後リカバリーした症例　　高橋俊一郎　101
- ⑥① BP製剤経口投与患者に対しインプラントを用いて口腔機能を回復した症例　　玉木克弥　102
- ⑥② 自家歯牙移植、歯牙移動を併用して咬合再構成を行った症例　　中原幹雄　103
- ⑥③ 若年者の先天性欠如歯部位にインプラントを用いた症例　　新美寿英　104
- ⑥④ 前歯部の審美回復にインプラント修復を用いた症例　　藤江匠摩　105
- ⑥⑤ インプラントを含めたフルマウス治療の症例　　藤原康則　106
- ⑥⑥ 保存不可能な 7 を抜歯して 8 を移植した症例　　真鍋秀樹　107

6章 Computer aided surgery
コンピュータ支援インプラント手術　108

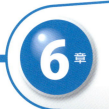
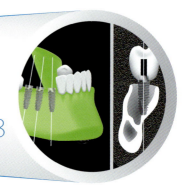

- abstract-1　インプラントにおける3種類の異なるコンピュータ支援手術システムの精度の評価：光学解析法 vs 光造形スプリントシステム　109
- abstract-2　フラップレスインプラント手術：文献レビューとコンピュータ支援外科アプローチによる2症例の報告　110
- abstract-3　コンピュータ支援／テンプレートガイドサージェリーを用いて埋入したインプラントに即時荷重を行ったCAD/CAMクロスアーチジルコニアブリッジの臨床的信頼性：3〜5年のフォローアップ期間における後ろ向き研究　111
- ⑥⑦ インプラント治療におけるNobelClinician™ SmartFusionの有用性　　砂盃　清　112
- ⑥⑧ ガイデッドサージェリーから考察するインプラント上部構造物　　木村健二　113
- ⑥⑨ 咬合再構成後、CT画像による診査・診断を行いインプラントを埋入した症例　　齋藤栄崇　114
- ⑦⓪ コーンビームCTを用いた切歯管位置の研究　　鈴木祐輔　115
- ⑦① NobelClinician™ Communicatorの有用性　　山本聖子　116
- ⑦② 治療恐怖症の患者に対し可及的に低侵襲でインプラント埋入を行った症例　　若井広明　117

Contents

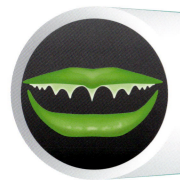

Implant soft tissue management
インプラントのソフトティッシュマネージメント　118

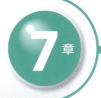

7章

abstract-1	単独インプラント支持型クラウン周囲軟組織の評価：ピンクエステティックスコア	119
abstract-2	インプラント周縁部軟組織におけるオールセラミッククラウンとメタルセラミッククラウンの影響。ランダム化比較臨床試験	120
abstract-3	軟組織の厚みがインプラント周囲骨頂部の骨レベルの変化に与える影響：1年間の前向き比較臨床試験	121
73	d-PTFE膜を用いた歯槽堤温存術とマットレスオーバーレイ縫合を用いたインプラント治療　岩野義弘	122
74	ロール法と結合組織移植を用いたインプラント症例　萱原直樹	123
75	インプラント周囲軟組織構築による審美性の改善　神田　浩	124
76	上顎前歯部における複数歯欠損症例の10年後のインプラント周囲組織　星野和正	125
77	ティッシュレベルインプラントの生物学的幅径を考慮した埋入深度　三堀陽介	126

執筆者一覧 （五十音順、敬称略）

あ							
芦澤 仁 東京都	安倍稔隆 東京都	井汲憲治 群馬県	砂盃 清 群馬県	板野 賢 千葉県	伊藤嘉信 愛知県	岩野義弘 東京都	
岩本麻也 静岡県	鵜飼周太郎 滋賀県	梅津正喜 静岡県	太田広宣 東京都	大野素史 静岡県	岡田 淳 栃木県	岡田崇之 群馬県	岡 昌由記 東京都
苧坂 通 千葉県	尾崎哲英 東京都	小野喜徳 長野県		甲斐智之 兵庫県	片寄信子 神奈川県	萱原直樹 滋賀県	神田 浩 徳島県
神田雄紀 千葉県	木村健二 千葉県	木村茂夫 長野県	河野 出 千葉県	小嶋榮一 東京都	小城哲治 神奈川県	今野賢克 宮城県	
齋藤琢也 群馬県	齋藤栄崇 東京都	迫田竜二 大分県	佐々木裕道 新潟県	笹谷和伸 栃木県	佐藤 匡 群馬県	佐藤浩史 東京都	佐藤文明 東京都
須賀友哉 東京都	鈴木佐栄子 神奈川県	鈴木秀紀 千葉県	鈴木祐輔 千葉県		高須晃太 愛知県	高橋俊一郎 神奈川県	田中譲治 千葉県
玉木克弥 秋田県	辻 勇人 埼玉県	角田宗弘 群馬県	戸田成紀 東京都		中原幹雄 滋賀県	成瀬啓一 山形県	南光 勉 滋賀県
新美寿英 静岡県	西原秀幸 群馬県		半澤昌也 東京都	萬葉陽巳 埼玉県	笛木 貴 群馬県	福留淳一 東京都	藤江匠摩 滋賀県
藤田陽一 神奈川県	藤原康則 京都府	古市嘉秀 滋賀県	星野和正 東京都		松成淳一 東京都	真鍋秀樹 東京都	水口稔之 東京都
三堀陽介 東京都	宮尾昌祥 神奈川県	森岡千尋 滋賀県	森田荘一朗 千葉県		矢田孔太朗 滋賀県	山口明子 茨城県	山田嘉宏 東京都
山本聖子 群馬県	湯浅慶一郎 東京都	横山研士郎 千葉県		若井広明 東京都	若松義昌 茨城県		

翻訳者一覧 （五十音順、敬称略）

岩野義弘　東京都　　黒嶋伸一郎　長崎大学

巻頭特別企画

日本人の硬・軟組織は本当に薄いのか？！

人種の違いによる歯槽骨幅、口蓋歯肉の厚み、バイオタイプの比較

岩野義弘

日本インプラント臨床研究会・特別研修会委員長、サイエンス委員会委員長

巻頭特別企画　日本人の硬・軟組織は本当に薄いのか？!

人種の違いによる歯槽骨幅、口蓋歯肉の厚み、バイオタイプの比較

岩野義弘　日本インプラント臨床研究会・特別研修会委員長、サイエンス委員会委員長

はじめに

　インプラント治療を成功に導くためには、適切な診査診断の下、厳密な治療計画を立案し、十分な硬・軟組織の厚みをもって、最適なポジションにインプラントを埋入することが肝要である。硬・軟組織の増大が図られることも少なくない。骨造成および粘膜移植の有無や術式の判断、あるいはインプラント治療後の予知性を測るうえで重要になってくるのが、歯肉のバイオタイプや骨幅などの解剖学的形態である。

　解剖学的な形態、もしくはそれを基にしたさまざまな分類に関する報告は、欧米人を対象としたものが多く、われわれ日本人はそれらのデータを基に治療を行うことも少なくない。

　しかしながら欧米人と日本人との間には、歯列弓から顎骨形態に至るまで、多くの違いが存在する。一般に日本人あるいはアジア人の硬・軟組織は欧米人のそれと比較して薄いと言われており、われわれが日本人を対象にインプラント治療を行う場合には、欧米人ではなく日本人を対象とした研究データを基にすることが望まれる。

　そこで今回の巻頭特別企画では、日本人の上顎審美領域にインプラント治療を行うことを想定し、日本人もしくはアジア人の歯槽骨厚さ、口蓋歯肉厚さおよび歯肉のバイオタイプに関する論文を、できるだけ忠実かつ詳細に紹介するとともに、それらを欧米人のデータと比較することにより"日本人の硬・軟組織は本当に薄いのか"について検証する。

1　日本人と欧米人の歯槽骨幅の比較

1）日本人における歯槽骨幅計測

　Ezawa[1]は、永久歯列を有する歯槽骨吸収の認められない日本人乾燥頭蓋標本53個体（20〜35歳、東京大学総合研究資料館および東洋慈恵医科大学解剖学教室所蔵）を対象に、上下顎前歯および小臼歯の唇（頬）舌（口蓋）側歯槽骨の厚さを計測した。計測に際しては、歯は標本から取り出され、専用のノギス（中村製作所製、精度1/20）が用いられた。ノギスは、歯槽窩に適合するようなくちばし状の形状を成し、先端部より1.0mm部に厚さ1.0mm直径0.7mmの円柱状の金属を互いに向き合うよう設置され、くちばし状部に両側ポイント中央より1.0mm刻みで目盛が刻まれた[2]。

　歯槽骨厚さの測定は、前述のとおり上下顎前歯および小臼歯を対象としているが、本稿では上顎前歯および小臼歯唇頬側歯槽骨の厚さを掲載する。なお、測定には男性女性、左右側同数の歯槽窩が用いられた（図1-a〜e）。

　結果、上顎中切歯唇側は、歯槽骨縁から1mmの部位で0.52mm、上顎側切歯は同6mm部で0.20mm、上顎犬歯唇側は同4mm部で0.43mm、上顎第一小臼歯頬側は同6mm部で0.32mmと非常に薄く、対して第二小臼歯頬側ではすべての部位で1mm以上と厚かった。

人種の違いによる歯槽骨幅、口蓋歯肉の厚み、バイオタイプの比較
岩野義弘

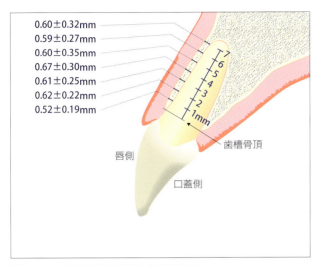

図1-a　上顎中切歯唇側の歯槽骨厚さ。

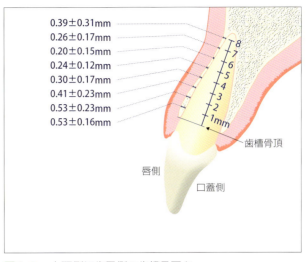

図1-b　上顎側切歯唇側の歯槽骨厚さ。

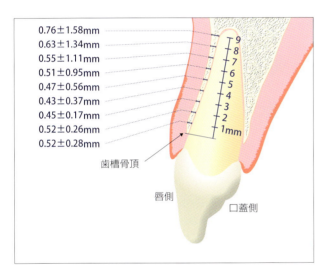

図1-c　上顎犬歯唇側の歯槽骨厚さ。

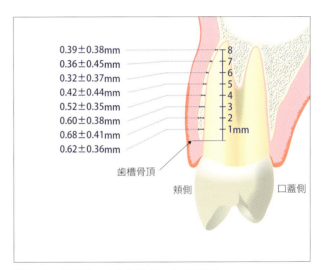

図1-d　上顎第一小臼歯頬側の歯槽骨厚さ。

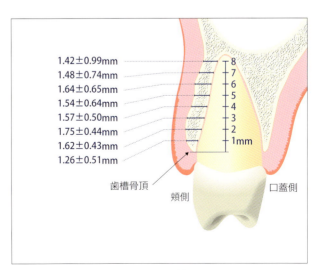

図1-e　上顎第二小臼歯頬側の歯槽骨厚さ。

巻頭特別企画　日本人の硬・軟組織は本当に薄いのか？!

表1　66名の欧米人（男性31名、女性35名）を対象とした上顎前歯唇側骨の厚さ計測（Ghassemianら[3]）

歯槽骨頂からの距離	歯種	全被験者		女性被験者		男性被験者	
		平均	標準偏差	平均	標準偏差	平均	標準偏差
1 mm	右側犬歯	1.13	0.39	1.13	0.33	1.14	0.45
	右側側切歯	1.24	0.36	1.13	0.36	1.37	0.33
	右側中切歯	1.13	0.40	1.03	0.39	1.24	0.39
	左側中切歯	1.13	0.33	1.08	0.32	1.18	0.34
	左側側切歯	1.18	0.32	1.17	0.32	1.20	0.33
	左側犬歯	1.14	0.33	1.08	0.34	1.21	0.30
3 mm	右側犬歯	1.47	0.56	1.51	0.54	1.43	0.59
	右側側切歯	1.73	0.52	1.67	0.52	1.79	0.52
	右側中切歯	1.41	0.47	1.35	0.53	1.47	0.40
	左側中切歯	1.45	0.41	1.39	0.42	1.52	0.39
	左側側切歯	1.59	0.54	1.52	0.48	1.66	0.59
	左側犬歯	1.60	0.38	1.58	0.37	1.62	0.40
5 mm	右側犬歯	1.28	0.57	1.23	0.51	1.33	0.64
	右側側切歯	1.39	0.55	1.36	0.55	1.42	0.56
	右側中切歯	1.22	0.53	1.23	0.57	1.21	0.49
	左側中切歯	1.23	0.52	1.11	0.51	1.36	0.50
	左側側切歯	1.26	0.59	1.23	0.59	1.29	0.60
	左側犬歯	1.35	0.56	1.30	0.47	1.40	0.64

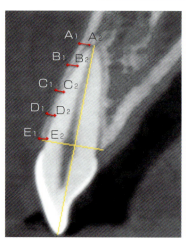

図2、表2　50名のチリ人を対象とした100本の上顎前歯唇側骨の厚さ計測。最根尖側 A_1-A_2、歯槽骨頂 E_1-E_2、根尖側 1/4 B_1-B_2、1/2 C_1-C_2、3/4 D_1-D_2 の厚さをCBCTにより測定した（Fuentesら[4]）。

歯種／計測点	n	上顎中切歯 (mm)	上顎側切歯 (mm)	上顎犬歯 (mm)
A_1-A_2	100	2.13±0.67	1.53±0.94	1.81±0.67
B_1-B_2	100	0.99±0.38	0.60±0.50	0.75±0.49
C_1-C_2	100	0.81±0.34	0.63±0.43	0.64±0.37
D_1-D_2	100	0.95±0.31	0.98±0.48	1.28±0.66
E_1-E_2	100	0.89±0.24	1.00±0.37	1.29±0.44
平均	500	1.14±0.65	0.95±0.67	1.15±0.68

2）欧米人における歯槽骨幅計測

　唇側歯槽骨の厚さを測る手法は、CBCTを用いたものが多く報告されている。

　Ghassemianら[3]は、66名の欧米人を対象とした研究において、CEJより3mm根尖側部位の唇側歯槽骨厚さは中切歯で1.41〜1.45mm、側切歯で1.59〜1.73mm、犬歯で1.47〜1.60mmであったと報告している（表1）。またFuentesら[4]は、50名のチリ人における100本の上顎中切歯を対象とした研究において、歯槽骨頂部より1/4根尖側の唇側歯槽骨厚さ（計測点：D_1-D_2）が、中切歯で0.95±0.31mm、側切歯で0.98±0.48mm、犬歯で1.28±0.66mmであったと報告している（図2、表2）。一方、Leeら[5]は、われわれと同じアジア人である韓国人を対象とした研究において、歯槽骨頂部より3mm根尖側の唇側歯槽骨厚さが、中切歯で0.68mm、側切歯で0.76mm、犬歯で1.07mmであったと報告している。他の研究報告からも、アジア人の唇側歯槽骨の厚みが他人種に比べて薄いことが示唆される。

表3 14～59歳の64名のアジア人（男性32名、女性32名）を対象とした口蓋歯肉の厚さ計測（Wara-aswapatiら[8]）

対象部位	犬歯			第一小臼歯			第二小臼歯			第一大臼歯			第二大臼歯		
基準	b	c	d	b	c	d	b	c	d	b	c	d	b	c	d
14～59歳（n=62）															
平均	2.0±0.5	2.7±0.6	2.4±0.7	2.1±0.5	3.1±0.5	3.3±0.8	2.2±0.6	3.4±0.7	3.5±0.8	2.1±0.7	2.9±0.8	4.1±1.1	2.7±0.9	3.8±1.2	6.0±1.0*
中央値	2.0	3.0	2.5	2.0	3.0	3.0	2.0	3.5	3.5	2.0	3.0	4.0	3.3	4.0	6.0
14～21歳（n=32）															
平均	1.9±0.5	2.5±0.5	2.3±0.7	2.1±0.5	2.9±0.4	3.1±0.7	2.1±0.6	3.1±0.7	3.3±0.8	2.2±0.7	2.7±0.8	3.9±1.0	3.0±1.0	3.9±1.2	5.6±1.2†
中央値	2.0	2.5	2.0	2.0	3.0	3.0	2.0	3.0	3.1	2.0	3.0	4.0	3.0	4.0	6.0
30～59歳（n=30）															
平均	2.1±0.5	2.9±0.6	2.6±0.7	2.2±0.5	3.3±0.6	3.5±0.8	2.2±0.5	3.7±0.6	3.7±0.6	2.1±0.6	3.0±0.7	4.3±1.2	2.4±0.7	3.6±1.2	6.1±0.9‡
中央値	2.0	3.0	3.0	2.2	3.3	3.5	2.0	4.0	3.9	2.0	3.0	4.0	2.3	3.8	6.0
P値（若年者 vs 年長者）	0.22	0.01	0.06	0.58	<0.01	0.09	0.39	0.01	0.03	0.45	0.20	0.18	0.01	0.19	0.42

wilcoxon test

3）日本人と欧米人の歯槽骨幅の比較結果

　Ezawaの研究結果より、上顎審美部位、特に中切歯、側切歯および第一小臼歯において、日本人の唇頬側歯槽骨厚さは0.20～0.68mmと非常に薄く、全部位において1mm以上と厚い欧米人とは明らかに異なることが示された。破折などにより抜歯に至った場合、束状骨の吸収により歯根周囲の骨は約1mm吸収するとともに[6]、抜歯窩を満たす骨は約50％のボリュームになると報告されている[7]。日本人の同部位においては根尖付近まで歯槽骨厚さが1mm以下であり、抜歯にともないほぼ根尖付近まで既存骨が喪失することが想定される。これは歯が正常な位置に萌出していた場合のことであり、わずかでも唇側転位あるいは傾斜していると、抜歯前の時点ですでに骨が存在しない可能性が高い。以上の点を鑑みると、上顎審美領域においてインプラント治療を施す場合、抜歯即時埋入にせよ待時埋入にせよ、ほぼすべての条件で硬・軟組織の増大が必要となることが示唆される。

　そこで次項では、軟組織増大に欠かせない、結合組織移植術施術時におけるドナーサイトの解剖について見ていくこととする。

2　アジア人と欧米人の口蓋歯肉の厚みの比較

1）アジア人における口蓋歯肉の厚み計測

　Wara-aswapatiら[8]は、14～59歳の64名のアジア人（男性32名、女性32名）を対象に、口蓋歯肉の厚みを計測した。アタッチメントロスおよび4mm以上の歯周ポケットが

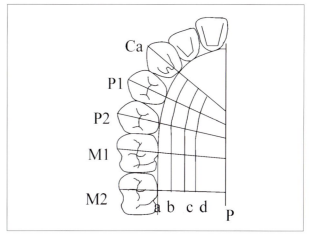

図3 14～59歳の64名のアジア人（男性32名、女性32名）を対象に、各計測点：Ca、P1、P2、M1、M2とb、c、dとの交点における口蓋歯肉厚さをプローブで計測した。

なく、上顎にすべての歯が残存していることを包含基準とし、口蓋および上顎結節における外科手術や疾患の既往、妊娠もしくは授乳期、歯肉増殖を起こしうる薬剤の服用、義歯やリテーナーの装着、喫煙、歯の位置異常を除外基準とした。犬歯尖頭、第一第二小臼歯口蓋咬頭頂、第一第二大臼歯近心口蓋咬頭頂を基準点とし、各歯の歯頸部を結んだ線a線と直行する線Ca、P1、P2、M1、M2をそれぞれ引き、a線と平行な3本の曲線との交点を計測点として、アクリルでプレートを製作したガイドと歯周プローブを用いて計測した。なお、b線はa線より3mm根尖側、c線はb線と正中線（P線）との1/4の距離、d線はb線とP線との1/2の距離とした（図3）。同一検者が10分のインターバルを置いて2回計測することで、正確性を担保した（図3、表3）。

巻頭特別企画　日本人の硬・軟組織は本当に薄いのか?!

表4　31名のコーカソイド(男性17名、女性14名)を対象とした口蓋歯肉の厚さ計測(Studerら[10])

基準線	犬歯			第一小臼歯			第二小臼歯			第一大臼歯			第一-第二大臼歯間部			第二大臼歯		
	a	b	c	a	b	c	a	b	c	a	b	c	a	b	c	a	b	c
全被験者(N=31)																		
平均	2.6	3.2	3.3	2.4	3.2	3.9	2.5	3.2	3.8	1.8	2.2	3.5	2.6	2.6	3.9	2.6	2.7	3.5
標準偏差	0.6	0.5	0.6	0.6	0.5	0.6	0.8	0.7	0.8	0.8	0.8	1.3	0.7	0.8	1.5	0.8	1.1	1.2
中央値	2.5	3.0	3.5	2.5	3.0	4.0	2.5	3.0	3.5	1.5	2.0	3.0	3.0	2.5	3.3	2.5	2.5	3.0
男性被験者(N=17)																		
平均	2.7	3.3	3.5	2.5	3.2	3.9	2.6	3.1	3.7	2.0	1.9	3.1	2.8	2.3	3.3	2.8	2.4	2.9
標準偏差	0.7	0.5	0.6	0.6	0.5	0.5	0.8	0.6	0.7	0.8	0.8	1.3	0.5	0.8	1.1	0.8	1.0	0.8
中央値	2.5	3.0	3.5	2.5	3.0	4.0	2.5	3.0	3.5	2.0	2.0	3.0	3.0	2.0	3.0	3.0	2.0	3.0
女性被験者(N=14)																		
平均	2.4	3.0	3.1	2.4	3.2	3.9	2.4	3.3	4.0	1.6	2.5	4.0	2.4	2.9	4.5	2.2	3.0	4.3
標準偏差	0.4	0.4	0.5	0.5	0.4	0.8	0.7	0.7	0.8	0.7	0.8	1.0	0.9	0.7	1.6	0.7	1.1	1.2
中央値	2.5	3.0	3.0	2.5	3.0	4.0	2.3	3.0	3.8	1.5	2.3	4.0	2.5	3.0	4.5	2.0	3.0	4.0

犬歯、第一・第二小臼歯、第一・第二大臼歯、第一-第二大臼歯歯間部それぞれにおける歯頚部より3mm(a)、8mm(b)、12mm(c)点の口蓋歯肉厚さ

表5　31名のブラジル人(男性11名、女性20名)を対象とした口蓋歯肉の厚さ計測(Barrivieraら[11])

計測部位	犬歯				第一小臼歯				第二小臼歯				第一大臼歯				第二大臼歯			
	2.0	5.0	8.0	12.0	2.0	5.0	8.0	12.0	2.0	5.0	8.0	12.0	2.0	5.0	8.0	12.0	2.0	5.0	8.0	12.0
全被験者(N=31)																				
平均	1.97	2.97	3.48	3.29	2.07	2.90	3.55	3.93	2.12	2.95	3.85	4.22	2.11	2.34	2.92	4.21	2.22	2.28	3.08	5.02
標準偏差	0.54	0.59	0.69	0.78	0.46	0.54	0.57	0.78	0.35	0.57	0.59	0.71	0.51	0.65	0.73	0.90	0.72	0.77	1.22	1.61
中央値	1.98	2.95	3.44	3.33	2.06	2.90	3.50	3.93	2.09	2.96	3.84	4.23	2.06	2.20	2.91	4.02	2.15	2.15	2.97	5.24
男性被験者(N=11)																				
平均	2.11	3.13	3.68	3.58	2.10	2.95	3.70	4.08	2.01	2.95	4.02	4.51	2.06	2.31	2.77	4.09	1.99	2.38	2.60	4.36
標準偏差	0.49	0.57	0.76	0.80	0.61	0.54	0.73	0.96	0.29	0.65	0.62	0.70	0.56	0.61	0.98	0.83	0.43	0.63	1.21	1.55
中央値	2.11	3.05	3.64	3.52	2.05	2.96	3.51	4.26	1.99	2.94	4.08	4.54	1.78	2.15	2.56	3.85	1.98	2.26	2.20	4.29
女性被験者(N=20)																				
平均	1.90	2.89	3.36	3.13	2.05	2.87	3.47	3.85	2.18	2.95	3.75	4.06	2.14	2.36	3.01	4.27	2.36	2.23	3.34	5.38
標準偏差	0.56	0.59	0.62	0.73	0.36	0.54	0.46	0.65	0.37	0.53	0.49	0.68	0.48	0.68	0.54	0.94	0.81	0.85	1.16	1.55
中央値	1.87	2.90	3.33	3.26	2.06	2.83	3.50	3.78	2.20	2.98	3.74	4.13	2.13	2.31	2.95	4.15	2.16	2.11	3.27	5.48

犬歯、第一・第二小臼歯、第一・第二大臼歯それぞれより2、5、8、12mm根尖側における口蓋歯肉厚さ

　結果、もっとも結合組織採取にかかわると思われるc線において、犬歯、第一・第二小臼歯、第一・第二大臼歯相当部では、それぞれ2.7mm、3.1mm、3.4mm、2.9mm、3.8mmの厚さであった。また、第一小臼歯相当部において、年長者に比べて若年者のほうが有意に薄いことが示された。

　なお、日本人を対象としたデータが上野ら[9]によって示されているが、本稿では比較のため、欧米人のものと測定条件の揃ったWara-aswapatiらの報告[8]を取り上げた。

2)欧米人における口蓋歯肉の厚み計測

　口蓋歯肉厚さに関しては、歯周プローブやリーマーを用いた方法、超音波計測装置を用いた方法、CTあるいはCBCTを用いた方法が報告されている。Studerら[10]は、31名のコーカソイドの口蓋歯肉厚さを歯周プローブにて計測した。その結果、犬歯、第一・第二小臼歯、第一大臼歯、第一・第二大臼歯中央部、第二大臼歯それぞれにおける、歯頚部から8mm根尖側での厚さは、それぞれ3.2mm、3.2mm、3.2mm、2.2mm、2.6mm、2.7mmであった(表4)。Barrivieraら[11]は、31名のブラジル人の口蓋歯肉厚

参考症例：Zucchelli テクニックにおける結合組織の採取法

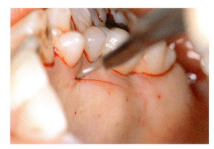

症例 1-a　30歳、日本人女性。歯頸部より約3mm根尖側に、深さ1.0〜1.5mmの横切開を加える。

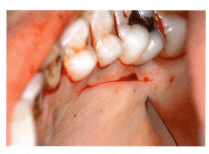

症例 1-b　横切開遠心端に深さ1.0〜1.5mmの縦切開を加える。

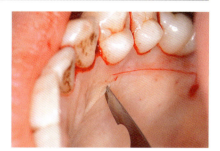

症例 1-c　同近心端に縦切開を加える。

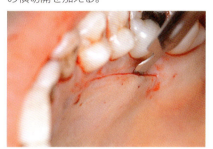

症例 1-d　1.0〜1.5mmの均一な厚みで結合組織内に切開を進める。

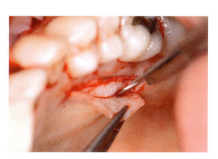

症例 1-e　深部を切開しすぎないよう注意深く行う。

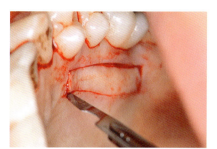

症例 1-f　根尖端に横切開を加え、遊離歯肉結合組織移植片を採取する

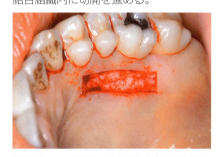

症例 1-g　浅部への切開のため移植片採取後も出血は殆ど認められない。

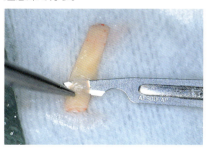

症例 1-h　移植片の上皮を除去する。

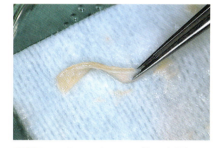

症例 1-i　0.5〜1.0mmの均一な厚みの良質な移植片が採取される。

さをCBCTにて計測、iCATを用い解析した。その結果、犬歯、第一第二小臼歯、第一第二大臼歯それぞれにおける、歯頸部から8mm根尖側での厚さはそれぞれ、3.48mm、3.55mm、3.85mm、2.92mm、3.08mmであった（**表5**）。

過去の報告より、男女間の比較を行っているすべてのデータで、女性の方が男性より口蓋歯肉厚さが薄いことが示されている（**表4、5**）[10〜12]。さらに若年者の方が年輩者より口蓋歯肉が薄く、年齢とともに厚みを増すことが示されている[11]。

3）アジア人と欧米人の口蓋歯肉の厚みの比較結果

これまでの報告を総合すると、口蓋歯肉厚さに関しては、人種間の違いはないものと思われる。しかしながら、計測はすべて口蓋歯肉全体の厚みを計測する手法を用いており、その厚みの中での、上皮、結合組織および脂肪組織それぞれの比率は予測できない。解剖学的に、脂肪組織は前歯領域に多く、大臼歯領域へ行くに従い少なくなるとされており、それは日本人にも当てはまる。

厚みのある犬歯、第一小臼歯部には脂肪組織が多く、第一大臼歯部はもっとも厚みが薄い。口蓋歯肉が薄く、厚みのある結合組織の採取が困難なケースでは、0.5〜1.0mmと薄いが非常に質の高い均質な結合組織を採取可能な、Zucchelliテクニック[13]における採取法がひとつの解決策となるかもしれない（**参考症例**）。

巻頭特別企画　日本人の硬・軟組織は本当に薄いのか?!

表6　バイオタイプの特徴（参考文献21・22より引用・改変）

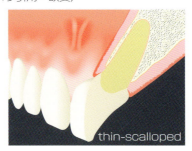
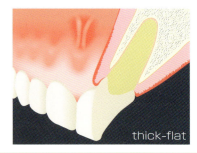

歯周組織のバイオタイプ	thin	thick
歯肉形態	scalloped	flat
角化歯肉	狭い	広い
歯肉厚さ	<1.5mm	≧2.0mm
歯肉幅	3.5〜5mm	5〜6mm
歯肉マージン	わずかに退縮	CEJより歯冠側
下部骨組織の形態	scalloped form	flat form
下部骨組織の厚さ	薄くデヒーセンス、フェネストレーション頻発	厚い骨板
コンタクトエリア	小さく切端側寄り	大きく根尖側寄り
解剖学的歯冠形態	三角形	四角形
歯の形態	細長い	正方形
歯頚部の凸性	微弱	著明
歯根形態	taper	大きく幅広い
歯槽堤の角化粘膜の量	薄く少ない	厚く十分な量の存在
歯周疾患後の変化	歯肉退縮	深い歯周ポケット形成

3　アジア人と欧米人の歯肉のバイオタイプ比較

1）バイオタイプとは

　1969年、OchsenbeinとRoss[14]により、歯肉には解剖学的に2つのタイプ：スクエア状の歯を持つflatタイプとテーパー状の歯を持つhighly scallopedタイプが存在することが報告された。後にSeibertとLindhe[15]により"periodontal biotype"という表現と共に、歯肉はthin-scallopedタイプとthick-flatタイプの2つに分類されることが示された。ClaffeyとShanley[16]は、歯肉をその厚みから2つのバイオタイプに分類した。すなわち、2mm以上の厚さの歯肉をthickバイオタイプ、1.5mm以下の厚さの歯肉をthinバイオタイプとし、thinバイオタイプの方が非外科的歯周治療後アタッチメントロスを起こしやすいことを報告した。またOlssonとLindhe[17]は、上顎中切歯の歯冠幅径/長径比を基に、歯周組織をthinおよびthickの2つのバイオタイプに分類し、192名の被験者の85%を占めるthickバイオタイプでは、thin

人種の違いによる歯槽骨幅、口蓋歯肉の厚み、バイオタイプの比較
岩野義弘

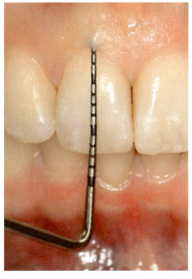

図4 De Rouck らの報告[19]における歯肉のバイオタイプ計測法。

表7 アジア人における各歯の角化歯肉幅、歯肉退縮量と thin バイオタイプの割合（Lee ら[24]）

対象歯	平均角化歯肉幅 mm (SD)	平均歯肉退縮量 mm (SD)	Thin バイオタイプ割合 (%)
上顎第一大臼歯	3.96 (1.29)	0.82 (1.16)	31%
上顎第一小臼歯	4.07 (1.44)	0.63 (0.91)	52%
上顎犬歯	4.06 (1.59)	0.45 (0.87)	60%
上顎中切歯	4.83 (1.31)	0.10 (0.37)	60%
下顎第一大臼歯	3.54 (0.85)	0.63 (0.91)	31%
下顎犬歯	3.21 (1.11)	0.31 (0.75)	65%
下顎中切歯	3.34 (1.28)	0.34 (0.72)	69%

バイオタイプと比較して有意に歯肉退縮量が少なくアタッチメントレベルが高いことを示した。過去のさまざまな報告[15〜20]を基にした、歯周組織におけるバイオタイプの特徴が Esfahrood ら[21]のレビューに掲載されている。Sato の報告[22]と併せて表にまとめたので参考にされたい（表6）。

歯肉の形態は、骨の解剖学的形態によって決定される[14]。Becker ら[23]は、111体のコーカソイド乾燥頭蓋を用いた調査を行い、辺縁歯槽骨と歯間部歯槽骨頂との垂直的距離より、歯槽骨形態は flat(2.1mm)、scalloped(2.8mm)、著しい scalloped(4.1mm)の3つのタイプに分かれると報告した。また De Rouck ら[20]は、歯周組織のバイオタイプは thin-scalloped および thick-flap に thick-scalloped を加えた3つに分類されることを示唆した。

バイオタイプの分類法は種々報告されているが、本稿では同一の診査法を用いて歯肉のバイオタイプ評価を行った、アジア人および欧米人を対象とした文献を比較することで、人種間におけるバイオタイプの傾向を比較することとする。

2）アジア人における歯肉のバイオタイプ計測

Lee ら[24]は、日本人、中国人、韓国人、ベトナム人計49名（男性20名、女性29名、平均39歳）を対象として、De Rouck らの報告[20]における基準に従って歯肉のバイオタイプ計測を行った。すなわち、ペリオプローブを歯肉溝内に挿入し、肉眼にてプローブが透けて見える場合を thin バイオタイプ、見えない場合を thick バイオタイプとした（図4）。本研究結果より、上顎切歯および犬歯において、60％の患者が thin バイオタイプの歯肉を持つことが示された（表7）。

3）欧米人における歯肉のバイオタイプの計測

De Rouck ら[20]は、100名（男性50名、女性50名）のコーカソイドの医学部生を対象として歯周組織のバイオタイプ調査を行った。診査項目は、1）歯冠幅径／長径比、2）角化歯肉幅、3）歯間乳頭高さ、4）歯肉の厚み、5）プロービングデプスとした。歯肉の厚みにおいては、Kan ら[25]がインプラント周囲のバイオタイプ判定に用いた方法を応用し、ペリオプローブを用いて上顎中切歯唇側の診査を行い、肉眼で透けて見えるかどうかを診断基準とした。その結果、歯周組織のバイオタイプは、37％が thin-scalloped タイプ、29％が thick-flat タイプであるとともに、どちらにも属さない thick-scalloped ともいうべき群が34％存在することが示された（表8）。さらに100名200本の左右上顎中切歯における1歯単位での歯肉のバイオタイプ診査の結果、全体で35％が thin バイオタイプ、65％が thick バイオタイプであることが示されるとともに、明らかな男女差が存在した。すなわち、thin バイオタイプの割合が、男性においては16％であったのに対し、女性では55％と高いことが確認された（表9）。

表8 コーカソイドを対象とした歯周組織のバイオタイプ調査（患者レベル）（De Rouck ら[20]）

	A1群	A2群	B群
割合（%）	37	34	29
歯冠幅径／長径比	0.79 (0.09)	0.77 (0.09)	0.88 (0.13) †*
角化歯肉幅 (mm)	4.92 (0.80)	5.20 (0.89)	5.84 (0.79) †*
歯間乳頭高さ (mm)	4.29 (0.70)	4.54 (0.65)	2.84 (0.58) †*
プロービングデプス (mm)	1.23 (0.40)	1.45 (0.39)	1.55 (0.47)*
歯周組織のバイオタイプ	thin-scalloped	thick-scalloped	thick-flat

† A2群とB群との間に有意差あり
* A1群とB群との間に有意差あり

表9 コーカソイドを対象とした歯肉のバイオタイプ調査（一歯レベル）（De Rouck ら[20]）

歯肉のバイオタイプ	thin	thick
男性被験者	16%	84%
女性被験者	55%	45%
全被験者	35%	65%

4）アジア人と欧米人のバイオタイプの比較結果

一般に認識されているように、アジア人にはthinバイオタイプが多く、審美エリアのインプラント治療にあたり、日本人が欧米人に比べてよりシビアな条件で処置を行っている現状が浮かび上がる。なかでも女性では、さらに条件が悪いことが予測される。われわれは改めてその違いを認識したうえで、審美領域においては慎重にインプラント治療を行う必要があろう。

おわりに

本特集では、上顎審美部位に対するインプラント治療を想定し、種々の関連文献を渉猟したうえで、同部位にインプラント治療を行うに当たって欠かせない、日本人もしくはアジア人を対象とした、歯槽骨幅、口蓋歯肉の厚みおよび歯肉のバイオタイプについての論文を整理・紹介した。あわせて欧米人を対象としたデータを提示し、比較した。

同一条件による比較試験は存在しないため明言はできないが、おおむね日本人は欧米人に比べて唇側歯槽骨および歯肉のバイオタイプが薄く、対して口蓋歯肉の厚さは同等であると考えられる。

あくまで平均データであり、実際の臨床では個々の患者で条件が異なるものではあるが、人種の違いにより、解剖学的形態の差異がどの程度存在するかがおわかりいただけたであろう。これらデータを日常臨床あるいは発表、講演などの資料としてご活用いただければ幸いである。

参考文献

1. 江澤敏光．現代日本人乾燥頭蓋における歯槽骨の厚さおよび形態について．日歯周誌 1984；26(2)：243-256．
2. 江澤敏光，佐野裕士，島井数訓，村井正大．歯槽骨厚さ測定のために考案したノギスの精度について．日大歯学 1983；57：192．
3. Ghassemian M, Nowzari H, Lajolo C, Verdugo F, Pirronti T, D'Addona A. The thickness of facial alveolar bone overlying healthy maxillary anterior teeth. J Periodontol 2012；83(2)：187-197.
4. Fuentes R, Flores T, Navarro P, Salamanca C, Beltrán V, Borie E. Assessment of buccal bone thickness of aesthetic maxillary region: a cone-beam computed tomography study. J Periodontal Implant Sci 2015；45(5)：162-168.
5. Lee SL, Kim HJ, Son MK, Chung CH. Anthropometric analysis of maxillary anterior buccal bone of Korean adults using cone-beam CT. J Adv Prosthodont 2010；2(3)：92-96.
6. Araújo MG, Lindhe J. Ridge alterations following tooth extraction with and without flap elevation: an experimental study in the dog. Clin Oral Implants Res 2009；20(6)：545-549.
7. Schropp L, Wenzel A, Kostopoulos L, Karring T. Bone healing and soft tissue contour changes following single-tooth extraction: a clinical and radiographic 12-month prospective study. Int J Periodontics Restorative Dent 2003；23(4)：313-323.
8. Wara-aswapati N, Pitiphat W, Chandrapho N, Rattanayatikul C, Karimbux N. Thickness of palatal masticatory mucosa associated with age. J Periodontol 2001；72(10)：1407-1412.
9. Ueno D, Sekiguchi R, Morita M, Jayawardena A, Shinpo S, Sato J, Kobayashi K. Palatal mucosal measurements in a Japanese population using cone-beam computed tomography. J Esthet Restor Dent 2014；26(1)：48-58.
10. Studer SP, Allen EP, Rees TC, Kouba A. The thickness of masticatory mucosa in the human hard palate and tuberosity as potential donor sites for ridge augmentation procedures. J Periodontol 1997；68(2)：145-151.
11. Barriviera M, Duarte WR, Januário AL, Faber J, Bezerra AC. A new method to assess and measure palatal masticatory mucosa by cone-beam computerized tomography. J Clin Periodontol 2009；36(7)：564-568.
12. Song JE, Um YJ, Kim CS, Choi SH, Cho KS, Kim CK, Chai JK, Jung UW. Thickness of posterior palatal masticatory mucosa: the use of computerized tomography. J Periodontol 2008；79(3)：406-412.
13. Zucchelli G(著)，沼部幸博(監訳)．イラストで見る 天然歯のための審美形成外科．東京：クインテッセンス出版，2014．
14. Ochsenbein C, Ross S. A reevaluation of osseous surgery. Dent Clin North Am 1969；13(1)：87-102.
15. Seibert JL, Lindhe J. Esthetics and periodontal therapy. In: Lindhe J(ed). Textbook of Clinical Periodontology, 2nd ed. Copenhangen: Munksgaard, 1989：477-514.
16. Claffey N, Shanley D. Relationship of gingival thickness and bleeding to loss of probing attachment in shallow sites following nonsurgical periodontal therapy. J Clin Periodontol 1986；13(7)：654-657.
17. Olsson M, Lindhe J. Periodontal characteristics in individuals with varying form of the upper central incisors. J Clin Periodontol 1991；18(1)：78-82.
18. Müller HP, Eger T. Masticatory mucosa and periodontal phenotype: a review. Int J Periodontics Restorative Dent 2002；22(2)：172-183.
19. Kao RT, Fagan MC, Conte GJ. Thick vs. thin gingival biotypes: a key determinant in treatment planning for dental implants. J Calif Dent Assoc 2008；36(3)：193-198.
20. De Rouck T, Eghbali R, Collys K, De Bruyn H, Cosyn J. The gingival biotype revisited: transparency of the periodontal probe through the gingival margin as a method to discriminate thin from thick gingiva. J Clin Periodontol 2009；36(5)：428-433.
21. Esfahrood ZR, Kadkhodazadeh M, Talebi Ardakani MR. Gingival biotype: a review. Gen Dent 2013；61(4)：14-17.
22. 佐藤直志．インプラント周囲のティッシュ・マネージメント．東京：クインテッセンス出版，2001；19．
23. Becker W, Ochsenbein C, Tibbetts L, Becker BE. Alveolar bone anatomic profiles as measured from dry skulls. Clinical ramifications. J Clin Periodontol 1997；24(10)：727-731.
24. Lee SA, Kim AC, Prusa LA Jr, Kao RT. Characterization of dental anatomy and gingival biotype in Asian populations. J Calif Dent Assoc 2013；41(1)：31-33, 36-39.
25. Kan JY, Rungcharassaeng K, Umezu K, Kois JC. Dimensions of peri-implant mucosa: an evaluation of maxillary anterior single implants in humans. J Periodontol 2003；74(4)：557-562.

1. Bone augmentation
2. Sinus augmentation
3. Immediate implant placement
4. Implant overdenture
5. Implant follow-up
6. Computer aided surgery
7. Implant soft tissue management

1 Bone augmentation

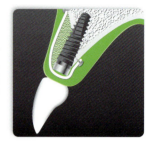

骨造成：
種々の原因により吸収した歯槽堤の水平もしくは垂直方向への外科的造成法。骨誘導再生（GBR）、骨移植術（自家骨、他家骨、人工骨）、ディストラクション、チタンメッシュを用いた方法などさまざまな材料、手法が用いられる。

今読むべきインパクトの高いベスト10論文

1 McAllister BS, Haghighat K. Bone augmentation techniques. J Periodontol 2007 ;78(3):377-396.
骨造成の術式

2 Iasella JM, Greenwell H, Miller RL, Hill M, Drisko C, Bohra AA, Scheetz JP. Ridge preservation with freeze-dried bone allograft and a collagen membrane compared to extraction alone for implant site development: a clinical and histologic study in humans. J Periodontol 2003 ;74(7):990-999.
インプラントサイトディベロップメントのための凍結乾燥同種移植骨にコラーゲンメンブレンを併用したリッジプリザベーションと抜歯単独との比較：ヒトを用いた臨床的および組織学的研究

3 Chiapasco M, Casentini P, Zaniboni M. Bone augmentation procedures in implant dentistry. Int J Oral Maxillofac Implants 2009;24 Suppl:237-259.
インプラント歯学における骨造成術式

4 Fiorellini JP, Howell TH, Cochran D, Malmquist J, Lilly LC, Spagnoli D, Toljanic J, Jones A, Nevins M. Randomized study evaluating recombinant human bone morphogenetic protein- 2 for extraction socket augmentation. J Periodontol 2005 ;76(4):605-613.
抜歯窩の造成に対して使用された組み換えヒト骨形成タンパク質2（BMP-2）を評価したランダム化研究

5 Hämmerle CH, Lang NP. Single stage surgery combining transmucosal implant placement with guided bone regeneration and bioresorbable materials. Clin Oral Implants Res 2001 ;12(1): 9 -18.
骨再生誘導法と吸収性材料を併用して経粘膜的にインプラントを埋入した1回法での手術

6 von Arx T, Buser D. Horizontal ridge augmentation using autogenous block grafts and the guided bone regeneration technique with collagen membranes: a clinical study with 42 patients. Clin Oral Implants Res 2006 ;17(4):359-366.
自家ブロック骨移植とコラーゲンメンブレンを使用した骨再生誘導法による歯槽堤の水平的造成術：42名の患者の臨床研究

7 Barone A, Aldini NN, Fini M, Giardino R, Calvo Guirado JL, Covani U. Xenograft versus extraction alone for ridge preservation after tooth removal: a clinical and histomorphometric study. J Periodontol 2008 ;79(8):1370-1377.
抜歯後のリッジプリザベーションを抜歯単独か異種移植で対応した場合の比較：臨床的および組織形態計測学的研究

8 Hämmerle CH, Jung RE, Yaman D, Lang NP. Ridge augmentation by applying bioresorbable membranes and deproteinized bovine bone mineral: a report of twelve consecutive cases. Clin Oral Implants Res 2008 ;19(1):19-25.
吸収性メンブレンと脱タンパクウシ骨ミネラル（DBBM）を適応した歯槽堤造成術：12名のケースレポート

9 Felice P, Soardi E, Pellegrino G, Pistilli R, Marchetti C, Gessaroli M, Esposito M. Treatment of the atrophic edentulous maxilla: short implants versus bone augmentation for placing longer implants. Five-month post-loading results of a pilot randomised controlled trial. Eur J Oral Implantol 2011 ; 4 (3):191-202.
萎縮した上顎無歯顎の治療：ショートインプラントでの治療と、骨造成後に長いインプラントで治療した際の比較。荷重5ヵ月後におけるパイロットランダム化比較試験

10 Felice P, Pellegrino G, Checchi L, Pistilli R, Esposito M. Vertical augmentation with interpositional blocks of anorganic bovine bone vs. 7 -mm-long implants in posterior mandibles: 1 -year results of a randomized clinical trial. Clin Oral Implants Res 2010 ;21(12):1394-1403.
下顎臼歯部における無機ウシ骨ブロックを用いた垂直的骨造成によるインプラント治療と7mmの長さのインプラントを用いた治療の比較：1年後におけるランダム化臨床比較試験

Bone augmentation procedures in implant dentistry
インプラント歯学における骨造成術式

Chiapasco M, Casentini P, Zaniboni M.

目的： 本レビューは、（1）歯牙欠損した歯槽堤再建における異なった外科術式の成功、ならびに（2）造成部位に埋入されたインプラントの生存率と成功率を評価した。

材料および方法： 英語で出版された、10名以上の患者を含む、少なくとも補綴装置による荷重が行われて12ヵ月のフォローアップ期間を有している臨床研究を選択した。本論文では以下の術式を検討した：すなわち、オンレーグラフト、ラテラルアプローチによる上顎洞底挙上術、骨移植をともなうルフォーI型骨切り術、スプリットリッジ／リッジエキスパンジョンテクニック、ならびに歯槽堤の仮骨延長術である。コンピュータとハンドサーチによるキーワード検索からフルテキストの論文を選択した。造成術式の成功と関連する合併症、ならびに造成部位に埋入されたインプラントの生存率と成功率を解析した。

結果および結論： 多くの外科術式が同定された。しかしながら、特定の術式が他の術式よりもすぐれているという結果を導き出すことは困難であった。さらに自家骨を用いたオンレーグラフトによる萎縮した無歯顎顎堤の再建や、重篤／中程度の上顎洞の含気化に対して行われた上顎洞底挙上術のようないくつかの外科術式がインプラントの長期生存を改善するかどうかは不明であった。すべての外科術式には利点と欠点があった。よりシンプルで低侵襲、合併症のリスクが低い、ならびに治療期間を短くできる外科術式を特に優先順位が高くなるように設定すべきである。全体的に選択した論文の方法論的な質が低いことが、本文献レビューの主限界である。よりよくデザインされた長期の研究が必要である。

（Int J Oral Maxillofac Implants 2009 ;24 Suppl:237-259.）

Purpose: This review evaluated (1) the success of different surgical techniques for the reconstruction of edentulous deficient alveolar ridges and (2) the survival/success rates of implants placed in the augmented areas.
Materials and Methods: Clinical investigations published in English involving more than 10 consecutively treated patients and mean follow-up of at least 12 months after commencement of prosthetic loading were included. The following procedures were considered: onlay bone grafts, sinus floor elevation via a lateral approach, Le Fort I osteotomy with interpositional grafts, split ridge/ridge expansion techniques, and alveolar distraction osteogenesis. Full-text articles were identified using computerized and hand searches by key words. Success and related morbidity of augmentation procedures and survival/success rates of implants placed in the augmented sites were analyzed.
Results and Conclusion: A wide range of surgical procedures were identified. However, it was difficult to demonstrate that one surgical procedure offered better outcomes than another. Moreover, it is not yet known if some surgical procedures, eg, reconstruction of atrophic edentulous mandibles with onlay autogenous bone grafts or maxillary sinus grafting procedures in case of limited/moderate sinus pneumatization, improve long-term implant survival. Every surgical procedure presents advantages and disadvantages. Priority should be given to those procedures which are simpler and less invasive, involve less risk of complications, and reach their goals within the shortest time frame. The main limit encountered in this literature review was the overall poor methodological quality of the published articles. Larger well-designed long-term trials are needed.

Horizontal ridge augmentation using autogenous block grafts and the guided bone regeneration technique with collagen membranes: a clinical study with 42 patients

自家ブロック骨移植とコラーゲンメンブレンを使用した
骨再生誘導法による歯槽堤の水平的造成術
：42名の患者の臨床研究

von Arx T, Buser D.

目的：無機ウシ骨ミネラル（ABBM）と吸収性のコラーゲンメンブレンを併用し、自家ブロック骨を用いて行われた水平的歯槽堤造成術の臨床的結果を解析すること。

材料および方法：重篤な水平的骨萎縮をともなう42名の患者において、水平的歯槽堤骨造成を併用したインプラント埋入にステージドアプローチを選択した。下顎骨オトガイ部または臼後部から自家骨ブロックを採取後、レシピエントサイトに移植してスクリューで固定した。水平的歯槽堤造成術前後における歯槽堤幅を測定した。ブロック骨はABBMとコラーゲンメンブレンで被覆した。テンションフリーの縫合にて創部を閉鎖し、平均5.8ヵ月の治癒期間の後にリエントリーを行い、インプラント埋入前の歯槽頂幅を再度評価した。

結果：58ヵ所で骨造成が行われ、うち41ヵ所は上顎前歯部であった。術前の平均歯槽頂幅は3.06mmであった。リエントリー時、平均歯槽骨幅は7.66mmであり、平均水平的骨幅の獲得量は4.6mm（2～7mmの範囲）であった。骨造成時からリエントリー時の間にわずかに0.36mmの表面的な吸収が認められた。

結論：ABBMとコラーゲンメンブレンを併用して行う自家ブロック骨を用いた歯槽堤造成術は、高い予知性をもって歯槽堤の水平的骨造成を行えることが証明された。吸収性メンブレンを使用することで外科術式はさらに簡略化された。親水性メンブレンは適応が容易で、メンブレンの露出してしまったわずかな症例においても創部の感染は生じなかった。

（Clin Oral Implants Res 2006 ;17(4):359-366.）

Objective: To analyze the clinical outcome of horizontal ridge augmentation using autogenous block grafts covered with anorganic bovine bone mineral (ABBM) and a bioabsorbable collagen membrane.
Material and methods: In 42 patients with severe horizontal bone atrophy, a staged approach was chosen for implant placement following horizontal ridge augmentation. A block graft was harvested from the symphysis or retromolar area, and secured to the recipient site with fixation screws. The width of the ridge was measured before and after horizontal ridge augmentation. The block graft was subsequently covered with ABBM and a collagen membrane. Following a tension-free primary wound closure and a mean healing period of 5.8 months, the sites were re-entered, and the crest width was re-assessed prior to implant placement.
Results: Fifty-eight sites were augmented, including 41 sites located in the anterior maxilla. The mean initial crest width measured 3.06 mm. At re-entry, the mean width of the ridge was 7.66 mm, with a calculated mean gain of horizontal bone thickness of 4.6 mm (range 2-7 mm). Only minor surface resorption of 0.36 mm was observed from augmentation to re-entry.
Conclusions: The presented technique of ridge augmentation using autogenous block grafts with ABBM filler and collagen membrane coverage demonstrated successful horizontal ridge augmentation with high predictability. The surgical method has been further simplified by using a resorbable membrane. The hydrophilic membrane was easy to apply, and did not cause wound infection in the rare instance of membrane exposure.

Xenograft versus extraction alone for ridge preservation after tooth removal: a clinical and histomorphometric study

抜歯後のリッジプリザベーションを抜歯単独か異種移植で対応した場合の比較：臨床的および組織形態計測学的研究

Barone A, Aldini NN, Fini M, Giardino R, Calvo Guirado JL, Covani U.

背景：抜歯直後の骨量の保存は、審美的および機能的な観点から、インプラント埋入の成功を最適化するために必要である可能性がある。本ランダム化比較臨床試験の目的は大きく2つ、1）抜歯単独と抜歯時にブタの皮質海綿骨にコラーゲンメンブレンを併用したリッジプリザベーションを行った場合における骨の寸法変化を比較すること、ならびに2）1）の両抜歯窩における組織学的および組織形態計測学的解析を行うことである。

方法：本研究には、抜歯が必要でインプラント埋入を行う40名の患者が参加した。コンピュータが製作するランダム化リストを使用し、患者はランダムにコントロール群（EXT：抜歯単独）と実験群（RP：ブタ皮質海綿骨とコラーゲンメンブレンを併用したリッジプリザベーション）に分けられた。以下のパラメーターを抜歯直後とインプラント埋入前7ヵ月の時点で評価した：すなわちプラーク指数、歯肉炎指数、プロービング時の出血、水平的歯槽堤幅、ならびに歯槽堤高さの変化量である。外科手術7ヵ月後に実験群と対照群の骨生検を行った。組織学的および組織形態計測学的解析も同時に行った。

結果：RP部位（2.5±1.2mm）と比較してEXT部位（4.3±0.8mm）で、有位に大きな水平的骨吸収が認められた。頬側における歯槽堤高さの減少量は、抜歯単独群において3.6±1.5mmであったが、リッジプリザベーション群では0.7±1.4mmであった。さらに、舌側における垂直的変化量は、リッジプリザベーション群で0.4mmであり、抜歯単独群は3mmであった。実験群とコントロール群40ヵ所から生検を採取した。移植が行われた抜歯部位から採取した生検からは、石灰化度が高く、よく構造が保たれた海綿骨が観察された。移植材料の顆粒はすべてのサンプルで認められた。抜歯単独群における新生骨もまた、わずかな石灰化をともない、構造はよく保たれていた。結合組織量は抜歯単独群のほうがリッジプリザベーション群よりも有意に多かった。

結論：ブタ骨移植とコラーゲンメンブレンを併用したリッジプリザベーションアプローチは、抜歯単独と比較して抜歯後の硬組織の吸収を有意に制限できる。さらに組織学的解析より、抜歯7ヵ月後において抜歯単独群と比較して、リッジプリザベーション群に有意に高い割合の総ミネラル組織と海綿骨が存在していることが明らかとなった。

（J Periodontol 2008;79(8):1370-1377.）

Background: The preservation of bone volume immediately after tooth removal might be necessary to optimize the success of implant placement in terms of esthetics and function. The objectives of this randomized clinical trial were two-fold: 1) to compare the bone dimensional changes following tooth extraction with extraction plus ridge preservation using corticocancellous porcine bone and a collagen membrane; and 2) to analyze and compare histologic and histomorphometric aspects of the extraction-alone sites to the grafted sites.
Methods: Forty subjects who required tooth extraction and implant placement were enrolled in this study. Using a computer-generated randomization list, the subjects were randomly assigned to the control group (EXT; extraction alone) or to the test group (RP; ridge-preservation procedure with corticocancellous porcine bone and collagen membrane). The following parameters were assessed immediately after extraction and 7 months prior to implant placement: plaque index, gingival index, bleeding on probing, horizontal ridge width, and vertical ridge changes. A bone biopsy was taken from the control and test sites 7 months after the surgical treatment. Histologic and histomorphometric analyses were also performed.
Results: A significantly greater horizontal reabsorption was observed at EXT sites (4.3 +/- 0.8 mm) compared to RP sites (2.5 +/- 1.2 mm). The ridge height reduction at the buccal side was 3.6 +/- 1.5 mm for the extraction-alone group, whereas it was 0.7 +/- 1.4 mm for the ridge-preservation group. Moreover, the vertical change at the lingual sites was 0.4 mm in the ridge-preservation group and 3 mm in the extraction-alone group. Forty biopsies were harvested from the experimental sites (test and control sites). The biopsies harvested from the grafted sites revealed the presence of trabecular bone, which was highly mineralized and well structured. Particles of the grafted material could be identified in all samples. The bone formed in the control sites was also well structured with a minor percentage of mineralized bone. The amount of connective tissue was significantly higher in the extraction-alone group than in the ridge-preservation group.
Conclusions: The ridge-preservation approach using porcine bone in combination with collagen membrane significantly limited the resorption of hard tissue ridge after tooth extraction compared to extraction alone. Furthermore, the histologic analysis showed a significantly higher percentage of trabecular bone and total mineralized tissue in ridge-preservation sites compared to extraction-alone sites 7 months after tooth removal.

上顎中切歯部位におけるインプラントのための骨造成

安倍稔隆（東京都勤務）

Aghaloo TL, Moy PK. Which hard tissue augmentation techniques are the most successful in furnishing bony support for implant placement? Int J Oral Maxillofac Implants 2007 ; 22 Suppl : 49-70.

症例の概要

|1 は他院にて5、6年前に抜歯され、両隣在歯に仮歯がスーパーボンドで固定されている。たびたび外れるため、今回インプラント治療を希望した。

抜歯後時間が経過しているため、歯槽堤は唇側より吸収を起こしており、CTでの埋入シミュレーションでは裂開が予測される。今回、歯槽堤の状態や患者の要求を考慮し低侵襲、短期間での審美回復治療を行った。

処置内容とその根拠

歯槽堤は反対側と比較し狭窄していた。リッジエキスパンションにより顎堤を広げ、Zimmer社 Spline Twist φ3.75×11.5mm を埋入した。Bio-Ossにて骨補填した。骨補填材料の上に口蓋より結合組織移植を行い、さらに自己血由来の濃縮成長因子であるCGFで覆った。免荷期間をおき、プロビジョナルレストレーションにて歯肉形態を整え、ジルコニアを用いて最終補綴を行った。

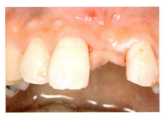
図1 初診時。抜歯後5、6年経過。両隣在歯にスーパーボンドにより仮歯が固定されていた。

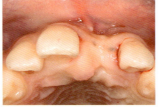
図2 水平的に歯槽堤の吸収が認められる。

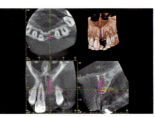
図3 CTによるシミュレーション。唇側への裂開が予想される。

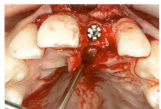
図4 リッジエキスパンジョンを用い、唇側に一層骨を残したままインプラント埋入を行った。

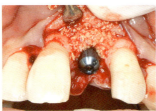
図5 デコルチケーションを行いBio-OssによるGBRで硬組織を補填した。

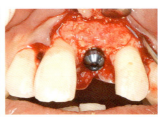
図6 口蓋から採取した結合組織でBio-Ossを覆い軟組織に厚みをもたせた。

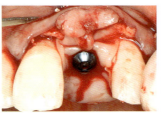
図7 さらに自己血由来の濃縮成長因子（CGF）で覆い補填材料の安定を図った。

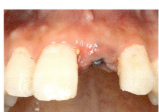
図8 3ヵ月経過時。歯槽堤のボリュームは十分に確保された。

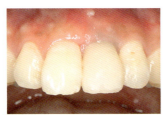
図9 プロビジョナルレストレーションの縁下形態を調整し歯頸ラインを合わせた。

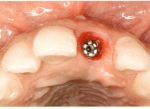
図10 印象前、カスタムインプレッションコーピングにより軟組織の形態を印象採得。

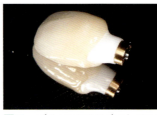
図11 ジルコニアアバットメント、クラウンによる最終補綴物。

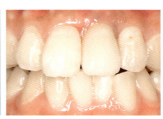
図12 最終補綴物が周囲組織と調和して装着された。

矯正治療中の硬・軟組織造成を併用した前歯部インプラント治療

岡昌由記（東京都開業）

Kan JY, Rungcharassaeng K, Umezu K, Kois JC. Dimensions of peri-implant mucosa: an evaluation of maxillary anterior single implants in humans. J Periodontol 2003；74(4)：557-562.

症例の概要

初診2010年9月。患者は35歳男性。

主訴は、矯正治療が終りそうなので抜けた前歯部にインプラントを入れてほしいとのこと。できるだけきれいにしてほしいと希望して来院した。矯正治療中であったが、歯冠幅径などに問題があったためインプラントを含めた隣在歯の補綴治療で解決を図ることにした。インプラント部位の近心の歯間乳頭の欠如には説明同意を得た。

処置内容とその根拠

顔貌より前歯の切端の位置を決め、ワックスアップから歯冠形態を決定した。

埋入は最終補綴マージンより3mm下にプラットフォームを合わせ、それに対してGBRを併用した。さらにCTGを行い歯肉の厚みを増し、歯間乳頭の形成を試みた。

硬・軟組織のマネージメントは審美領域に対して有効な手段である。

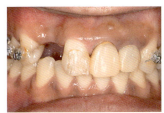

図1　初診時。2|の幅径が広い。水平、垂直的に陥凹している。|1 2 はすでにプロビジョナルレストレーションが入っている。

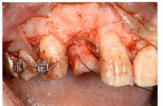

図2　切端の位置。幅径より 1|にはラミネートベニアを行うこととした。

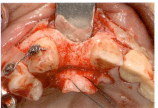

図3　垂直、水平的に吸収しているのが確認できる。

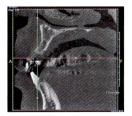

図4　直径3mm、長さ13mmのインプラントを埋入することにした。

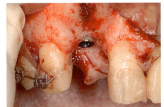

図5　CTで診断したとおり、インプラントが根尖部で裂開した。

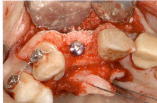

図6　頬側にGBRを行った。

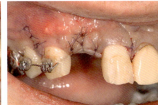

図7　縫合時。

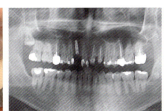

図8　インプラント埋入時パノラマX線写真。

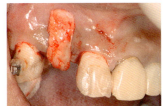

図9　埋入後4ヵ月でCTGを行った。

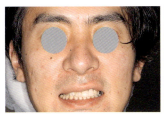

図10　顔貌から切端の位置の再確認を行った。

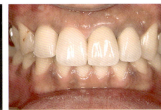

図11　最終補綴後1年経過時口腔内写真。

1. Bone augmentation
2. Sinus augmentation
3. Immediate implant placement
4. Implant overdenture
5. Implant follow-up
6. Computer aided surgery
7. Implant soft tissue management

3 審美インプラント治療におけるチタンメッシュおよび吸収性メンブレンを使用したGBR症例 片寄信子（神奈川県開業）

Hämmerle CH, Jung RE. Bone augmentation by means of barrier membranes. Periodontol 2000 2003;33:36-53. / Merli M. Implant therapy : the integrated treatment plan. Chicago : Quintessence Publishing Co Inc, 2013.

症例の概要

初診：2006年10月
患者年齢および性別：31歳、女性

　前歯の歯茎が腫れたとの主訴で来院。歯肉を切開し根尖部を掻把したところ、根尖にクラックが確認され骨吸収は口蓋側まで進んでおり、保存不可能と判断した。

　ブリッジおよびインプラントの説明を行ったところ、患者はインプラントによる補綴処置を希望した。上顎前歯部でリップラインは高く、審美性が要求される部位である。上下前歯に叢生があり矯正治療も勧めたが、受け入れられなかった。

処置内容とその根拠

　抜歯後6週でインプラントを埋入。唇側の骨欠損部に骨補填材料とチタンメッシュおよび吸収性メンブレンを使用してGBRを行い、さらに口蓋より結合組織を採取し移植した。埋入後3ヵ月でチタンメッシュを除去し、その3ヵ月後に二次手術を行った。プロビジョナルレストレーションの形態を整え歯肉が落ち着くのを待ち、チタンアバットメントとセラミック冠を装着した。

　その後現在まで約7年、メインテナンスを継続し良好な状態を維持している。

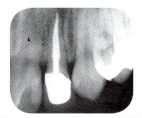
図1　初診時デンタルX線写真。

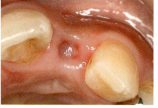
図2　抜歯後6週。欠損部の顎堤は水平的に吸収されている。

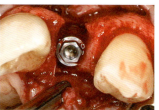
図3　インプラント体（ø4×15mm）埋入。やや口蓋側に位置づけた。

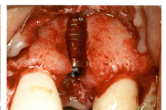
図4　唇側の骨壁は失われていたが、先端部で初期固定が得られた。

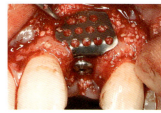
図5　骨欠損部に骨補填材料を置き、チタンメッシュで形態を整えた。

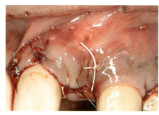
図6　口蓋から結合組織を採取し、歯槽頂から唇側において、縫合した。

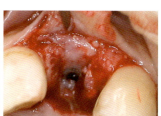
図7　埋入後3ヵ月、チタンメッシュを除去したところ、その下には骨様組織が確認された。

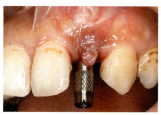
図8　埋入後6ヵ月、二次手術時。プロビジョナル製作のためのインデックス採取。

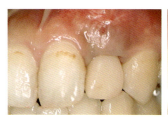
図9　二次手術後2週、プロビジョナル装着。

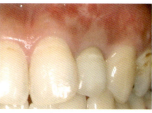
図10　アバットメントおよび上部構造装着。

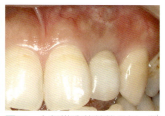
図11　上部構造装着後7年。経過は良好である。

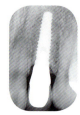
図12　同デンタルX線写真。インプラント周囲の歯槽骨も維持されている。

下顎臼歯部中間欠損に対してインプラント埋入および骨補填した症例

神田雄紀（千葉県勤務）

Hämmerle CH, Chiantella GC, Karring T, Lang NP. The effect of a deproteinized bovine bone mineral on bone regeneration around titanium dental implants. Clin Oral Implants Res 1998；9（3）：151-162.

症例の概要

初診：2012年1月
患者年齢および性別：27歳、女性
主訴：右下の歯が痛む。

　転倒してぶつけてから激しい自発痛があり、6|遠心根には歯根を取り囲むような透過像を認めた。保存不可能であることを患者に説明したところ、抜歯後の補綴方法はインプラントを希望した。

処置内容とその根拠

　抜歯窩の骨欠損、とりわけ遠心根周囲の骨欠損が激しかったため、中隔部の骨を拡げて埋入窩を形成し、Ostem社 TS III φ4.5×10mmを埋入した。頬側の骨が足りない部分にはBio-Ossを填入したため、初期固定は良好であったが2回法とし縫合閉鎖した。埋入から3ヵ月後に二次手術を行い、それからさらに1ヵ月後に印象、咬合採得を行い、上部構造装着となった。

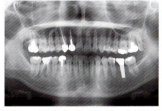
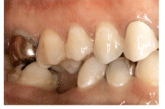
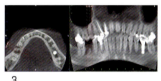
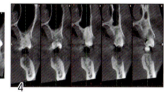

図1　初診時のパノラマX線写真。遠心根を取り囲むように大きな透過像を認める。　図2　抜歯後の側方面観。　図3、4　術前のCT画像。根間中隔部には十分な骨幅がある。

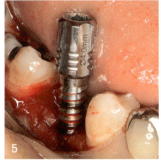
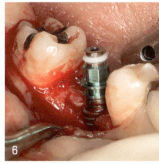
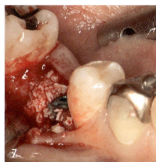
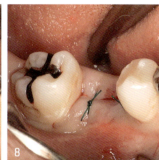

図5〜8　ドリリングは必要最小限にして埋入窩を形成し、頬側の骨が足りない部分にはBio-Ossを填入した。

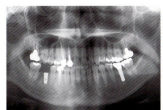
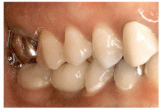
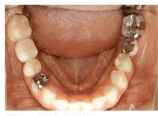
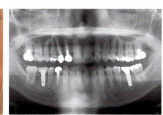

図9　埋入直後のパノラマX線写真。　図10　上部構造装着後の側方面観。　図11　同咬合面観。　図12　術後パノラマX線写真。異常所見は認めない。

5 骨欠損の大きい上顎右側臼歯部に対するリッジオグメンテーション後のインプラント治療

須賀友哉(東京都勤務)

Nevins M, Camelo M, De Paoli S, Friedland B, Schenk RK, Parma-Benfenati S, Simion M, Tinti C, Wagenberg B. A study of the fate of the buccal wall of extraction sockets of teeth with prominent roots. Int J Periodontics Restorative Dent 2006 ; 26(1) : 19-29.

症例の概要

　歯根破裂を長期に放置していた場合においては抜歯部位の骨吸収量は大きく、特に上顎の臼歯部に対しては、抜歯後に自然治癒による骨の回復量のみでインプラント治療を行うには骨量が不十分であることが多い。そこで今回、頬側2根に歯根破折の見られる上顎右側大臼歯部に対し、口蓋根にはソケットプリザベーションを、破折していた頬側2根の部位にはリッジオグメンテーションを、メンブレンを用いず人工骨補填材料のみで行った。

処置内容とその根拠

　抜歯後10日に閉創した歯肉に再び切開を加え、明視野にて非吸収性骨再生用材料を口蓋根抜歯窩および頬側の骨欠損部に填入。その後減張切開を加えてバリアメンブレンを用いずに創を閉鎖し、6ヵ月ほど経過観察を行った。理想とする骨形態にはならなかったものの、結果として最終的に10mmのインプラント体を埋入するには十分な骨量を得ることができたため、通法どおりにインプラント埋入手術を行った。

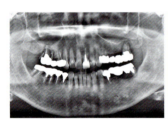

図1　初診時のパノラマX線写真。患者は抜歯後のインプラント治療を希望した。

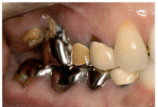

図2　初診時の口腔内写真側面観。6|部に歯根破折がみられる。

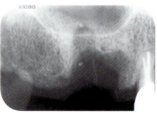

図3　抜歯直後のデンタルX線写真。インプラント埋入手術を行うには骨量が不足している。

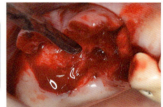

図4　人工骨補填前の術中口腔内写真。今回はメンブレンを用いなかった。

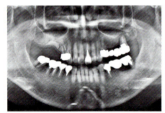

図5　人工骨填入後6ヵ月のパノラマX線写真。填入した人工骨が確認できる。

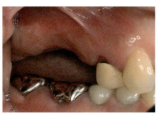

図6　インプラント埋入手術直前口腔内写真。垂直的に歯槽堤がくぼんだ形態となっている。

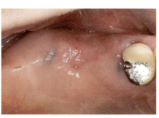

図7　インプラント埋入手術直前口腔内写真。頬舌的には十分な骨幅が得られた。

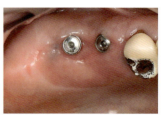

図8　インプラント埋入手術後口腔内写真。今回は予後を考慮し1回法を選択した。

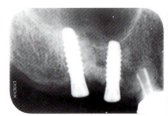

図9　インプラント埋入手術後デンタルX線写真。後方のインプラント部のみソケットリフトを併用した。

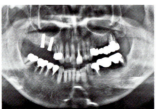

図10　インプラント埋入手術後6ヵ月のパノラマX線写真。著明な人工骨の吸収はみられない。

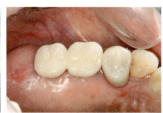

図11　上部構造装着後の口腔内写真。清掃性もよく、適合は良好であった。

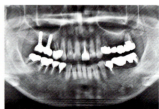

図12　上部構造装着後のパノラマX線写真。術後問題なく経過している。

臼歯部に対するピエゾを応用したリッジエキスパンジョン後のインプラント治療

高須晃太(愛知県勤務)

Simion M, Baldoni M, Zaffe D. Jawbone enlargement using immediate implant placement associated with a split-crest technique and guided tissue regeneration. Int J Periodontics Restorative Dent 1992；12(6)：462-473.

症例の概要

初診：2014年6月25日
主訴：左下の奥歯が痛い。

初診時歯式：
```
        4 3 2 1 | 2 3 4 5 6
8   5 4 3 2 1 | 1 2 3 4 5     8
```

術後歯式：
```
        4 3 2 1 | 2 3 4 5 6
    5 4 3 2 1 | 1 2 3 4 5
```

患者は43歳男性。主訴は左下智歯の咀嚼時痛。当該部位の抜歯と歯周基本治療後、全顎的な治療計画を説明したところインプラント治療を希望したが、先行して1本のインプラントを入れたいとの希望もあった。左側のバーティカルストップを確立するために、左下臼歯部に単独埋入でのインプラント治療を計画し、同意を得た。

処置内容とその根拠

CT上で頬舌的な骨幅が不足していたため、リッジエキスパンジョンを併用することとした。使用したインプラントはスプラインツイスト MP-1 HA φ3.75×10mm。周囲に生じた骨欠損部に対してはネオボーン(HA顆粒)を填入した。パワータイプと推察されるため、歯列はショートエンドとし、治療後はナイトガードを製作し使用を推奨した。

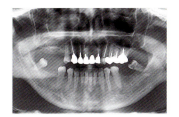
図1　術前パノラマX線写真。左下智歯にう蝕が認められる。

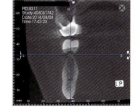
図2　術前CT画像。骨頂部の頬舌径は約3mm。

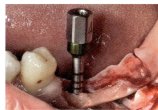
図3　頬舌径の拡幅。頬側骨を若木骨折させる。

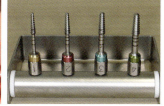
図4　リッジエキスパンダーHAプレミアムを使用した。

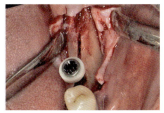
図5　術中咬合面観。ポジショニングもこのときに決まる。

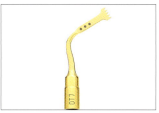
図6　ピエゾサージェリーのチップ。OT7の刃部の厚みは0.55mm。

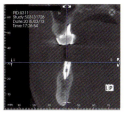
図7　術後CT画像。ボーンハウジング内に収まっている。

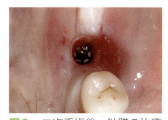
図8　二次手術後。粘膜の治癒を確認。

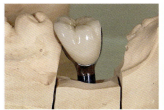
図9　適切なサブジンジバルカントゥア。

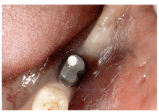
図10　スクリューホールの位置により、セメント固定を選択した。

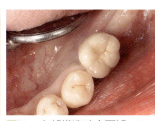
図11　上部構造咬合面観。アーチと調和している。

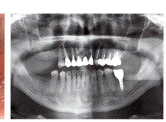
図12　術後パノラマX線写真。「6」インプラントにより左側の咬合支持は確保された。

1. Bone augmentation
2. Sinus augmentation
3. Immediate implant placement
4. Implant overdenture
5. Implant follow-up
6. Computer aided surgery
7. Implant soft tissue management

7 上顎側切歯に対するGBR後のインプラント治療

辻　勇人（埼玉県開業）

Belser U, Martin W, Jung R, Hämmerle C, Schmid B, Morton D, Buser D. ITI Treatment Guide Series. Volume 1. Implant Therapy in the Esthetic Zone Single-Tooth Replacements. Berlin:Quintessenz Verlag, 2007.

症例の概要

初診：2013年5月
患者年齢および性別：44歳、男性
主訴：|2の動揺。
既往歴：特記事項なし
現病歴：6ヵ月ほど前より同部の揺れが気になり、当院に来院される。
現症：|2は動揺（M2）と深い歯周ポケット（10mm）が認められた。また同部歯肉には発赤、腫脹も認められた。
X線所見：デンタルX線写真では、歯根膜腔の拡大があり、垂直的な骨の吸収像が見られた。

処置内容とその根拠

歯周検査より、|2は重度歯周病のため保存が不可能と診断し、抜歯を行う。
CT診査および3Dプリンターによる実態模型を作成して診査を行う。実態模型を用いて、メンブレンのトリミング（型紙）を事前に行うことができ、手術の効率化が図れたと思われる。Straumann Bone Level Implant φ3.3mm NC SLAを埋入、GBR法（β-TCPと吸収性メンブレン）を同時に行う。治癒期間を待って二次手術を行い、プロビジョナルレストレーションを装着、通法に従い印象して補綴を行った。

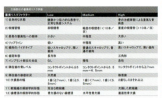
図1　参考文献の「欠損部位の審美的リスク評価」にあてはめながら診査を行う。

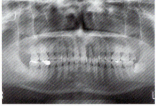
図2　初診時のパノラマX線写真。|2骨の垂直的欠損が認められる。

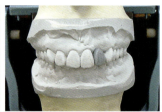
図3　診断用ワックスアップを行う。アンテリアガイダンスなど考慮して補綴物の形態を決定する。

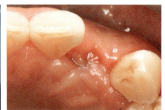
図4　術前の口腔内写真。

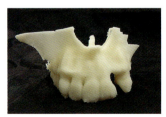
図5　3Dプリンターを用いて、作成した実態模型。

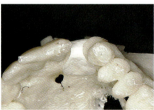
図6　実態模型を使用して、メンブレンの型紙をトリミング。

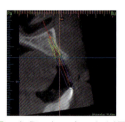
図7　シミュレーションソフトを用いたインプラント埋入位置。

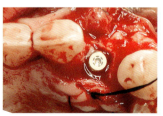
図8　インプラント埋入後、β-TCPを填入し、吸収性メンブレンを設置した。

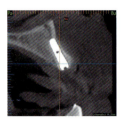
図9　インプラント埋入後、CT撮影。ポジショニングの確認。

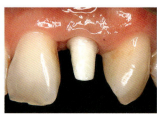
図10　ジルコニアアバットメントを使用。

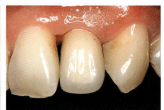
図11　オールセラミッククラウンを用いて、補綴が完了する。

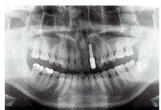
図12　術後のパノラマX線写真。

GBR、インプラント、ナビゲーションによる審美および咬合再構成

成瀬啓一（山形県開業）

Boyne PJ, Cole MD, Stringer D, Shafqat JP. A technique for osseous restoration of deficient edentulous maxillary ridges. J Oral Maxillofac Surg 1985；43(2)：87-91.

症例の概要

患者は40歳の男性。上顎前歯部を抜歯したため噛めず、また審美障害を主訴に来院。他医院より骨再生、インプラント治療および補綴による審美修復治療のため紹介される。上顎前歯部にはCBCT画像において重度歯周病が原因の大きな骨欠損が認められた。

処置内容とその根拠

高度に骨欠損を起こした上顎前歯部において審美的インプラント上部構造を成功させるためには、確実な骨造成が不可欠である。そのためにチタンメッシュやメンブレンを使用する必要があると考える。正確なインプラント埋入ポジションを決めるため、コンピュータ支援による外科用テンプレートを用いインプラントを埋入する。またインプラント周囲の骨および歯肉の安定のため、プラットフォームスイッチング機構をもつインプラントを使用する。以上のことが審美領域において重要と考える。また、審美的な歯肉形態を形成するには結合組織移植が必要であるが、垂直的にも水平的（唇側）にも十分な骨造成ができていれば、結合組織移植をしないでもある程度審美的に許容範囲内に回復できるのではないかと考える。そのため、本症例は骨再生のみで審美回復を行った。

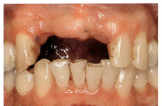
図1　初診時の口腔内。残存歯にはプラーク、欠損部には大きな骨吸収が認められる。

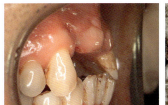
図2　初診時の口腔内の側方面観。水平的に高度に吸収した顎堤である。

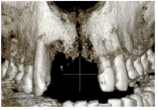
図3　初診時CBCT画像では、水平垂直的に高度に吸収した顎堤を確認できた。

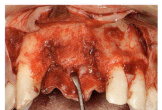
図4　上顎前歯部の粘膜切開剥離、顎堤は水平垂直的に高度に吸収している。

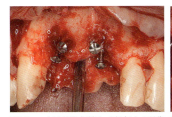
図5　水平垂直的に確実な骨造成を行うために、スクリューピンを4本埋入した。

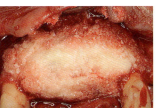
図6　十分な高さと幅を確保するように吸収性、非吸収性の骨補填材料を混和し盛り上げた。

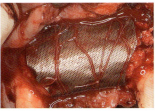
図7　骨補填材料を保持するためチタンメッシュで被覆し、吸収性糸で骨膜縫合を行った。

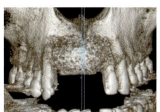
図8　骨造成後のCBCT画像。水平垂直的に十分な骨造成を認める。

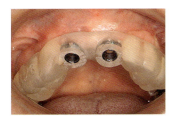
図9　正確なインプラント埋入ポジションを決めるため、外科用テンプレートを製作した。

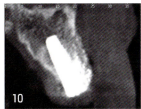

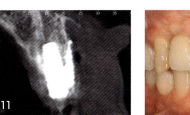
図10、11　2|および|1部のCBCT画像。インプラントの唇側に3～4mmの骨造成ができている。唇側に十分な骨があれば結合移植を行わなくても審美的な回復を行うことができる。

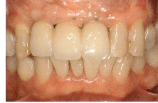
図12　上部構造装着後2年4ヵ月経過した口腔内写真。歯肉の退縮もなく安定している。

9 上顎側切歯にインプラント埋入と同時に GBR を行った症例

西原秀幸（群馬県開業）

Buser D, Martin W, Belser UC. Optimizing esthetics for implant restorations in the anterior maxilla: anatomic and surgical considerations. Int J Oral Maxillofac Implants 2004；19(Suppl)：43-61.

症例の概要

患者は46歳、男性。上顎前歯部歯肉の腫脹を主訴に来院した。

今回、2|歯根破折により抜歯となった部位に、抜歯後早期にGBRを併用したインプラント埋入を行った。その際、ドリリングが抜歯窩に誘導されインプラントは唇側に位置してしまったが、二次手術以降は唇側粘膜を圧迫しないよう十分に配慮した。その結果、埋入から約3年、若干のクリーピングによる歯間乳頭形態の改善も認められ、良好な経過を得ている。

処置内容とその根拠

抜歯から2ヵ月後、サージガイドを使用してインプラント埋入を行い、唇側の裂開状の骨欠損部にはBio-Ossと吸収性メンブレンによるGBRを同時に行った。5ヵ月間治癒を待ち、フラップを開けインプラントレベルの印象を行った。印象から1ヵ月後、ロール法を併用した二次手術の際、唇側粘膜に対して可能な限りレスカントゥアに仕上げたプロビジョナルレストレーションを装着し、その後最終補綴へ移行した。

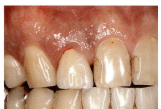
図1　術前の口腔内写真。2|は歯根破折しており唇側歯肉の腫脹、排膿を認める。

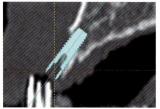
図2　SIMPLANT®による診断から、唇側の骨が大きく欠損していることがわかる。

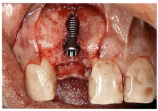
図3　抜歯後2ヵ月、抜歯窩の上皮による治癒を待ってからインプラントを埋入した。

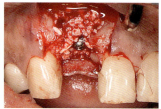
図4　唇側骨欠損部には、Bio-Ossと吸収性メンブレンによるによるGBRを同時に行った。

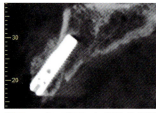
図5　インプラント埋入後2週のCT画像。唇側には骨補填材料が填入されている。

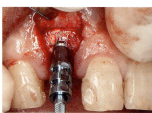
図6　二次手術前の印象採得。唇側のBio-Oss顆粒移植部位は骨様組織に置換されていた。

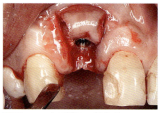
図7　二次手術。印象から1ヵ月、歯槽頂より口蓋側から部分層弁での切開を行った。

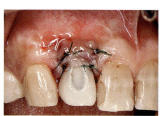
図8　事前に製作しておいたプロビジョナルレストレーションを装着した。

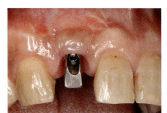
図9　CAD/CAMチタンアバットメント装着時の唇側面観。

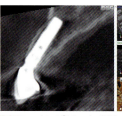
図10　インプラント埋入後3年のCT画像。インプラント唇側の骨が保存されている。

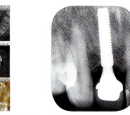
図11　上部構造装着後2年のデンタルX線写真。インプラント周囲骨は安定している。

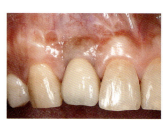
図12　同唇側面観。唇側歯肉、歯間乳頭の退縮もなく良好な経過をたどっている。

オープンバリアメンブレンテクニックによるインプラント埋入症例

萬葉陽巳（埼玉県開業）

Buser D(編), 松下容子, 水上哲也(監訳). インプラント歯科における骨再生誘導法の20年 第2版. 東京：クインテッセンス出版, 2012.

症例の概要

患者は56歳、女性。2011年10月7日、4|の歯冠破折にて根管治療開始、治療中断後2013年2月22日再初診。

破折が歯肉縁下に達していた。患者と相談した結果、インプラント治療を希望した。CT画像で4|の近心と口蓋側の歯槽骨吸収が見られるが、唇側の歯槽骨は残存していた。3壁性の欠損形態であった。またインプラントの初期固定が良好にとれる状態であった。2013年4月15日抜歯即時にANKYLOSインプラント（ø3.5×11mm）を埋入した。

処置内容とその根拠

GBRをともなう同時埋入の選択基準としてBuserは以下の3点を挙げて、それぞれを解説している。
①三次元的に正しい位置への埋入。
②その位置でインプラントの初期固定が得られること。
③予知性のある骨再生をできるようなインプラント周囲の骨欠損形態であること。

今回、GBRをともなう抜歯後即時埋入をβ-TCP、AFG、CGFを圧迫したメンブレンとd-PTFEメンブレンを使用したオープンバリアメンブレンテクニックで行った。

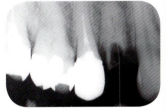
図1　2011年10月18日。インプラント埋入部の診査時デンタルX線写真。

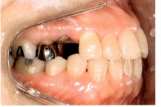
図2　2013年2月22日。再初診時の右側インプラント埋入予定部の口腔内写真。

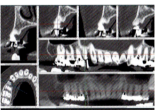
図3　2013年3月23日。4|部は近心と口蓋側の歯槽骨吸収を認めるが唇側は歯槽骨がある3壁性の欠損像を示す。

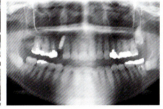
図4　2013年4月15日。抜歯即時でインプラント埋入後のパノラマX線写真（ヒーリングキャップを装着）。

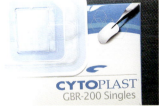
図5　オープンバリアメンブレンとしてd-PTFEメンブレンを使用した。

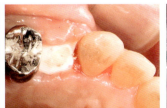
図6　2013年5月13日。人工骨β-TCP、AFG、CGFを圧迫したメンブレンも使用した。

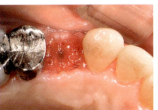
図7　2013年6月7日。d-PTFEメンブレン除去直後のインプラント埋入部。

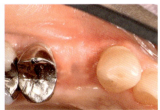
図8　2013年8月9日。上皮治癒後のインプラント埋入部。

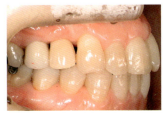
図9　2013年11月6日。上部構造装着後の口腔内写真。

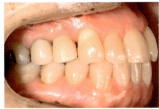
図10　2014年11月11日。上部構造装着1年経過時の口腔内写真。

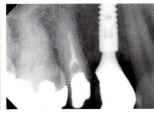
図11　2015年7月4日。プラットフォームスイッチング構造による良好な骨様組織を認める。

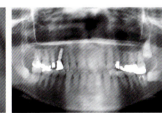
図12　2015年7月4日。上部構造装着後1年7ヵ月時のパノラマX線写真。

1. Bone augmentation
2. Sinus augmentation
3. Immediate implant placement
4. Implant overdenture
5. Implant follow-up
6. Computer aided surgery
7. Implant soft tissue management

11　β-TCPとオートトゥースボーンによる2種の方法のGBRを行った症例

古市嘉秀（滋賀県開業）

村田勝, 赤澤敏之, 三次正春, Kim YK. 骨再生のための抜去歯バイオリサイクル. Auto-Tooth Bone. the Quintessence 2013；32(12)：177-180. / 三次正春, Um IW, Kim YK, Kim KW, 南里篤太郎, 村田勝. Auto-Tooth Bone 移植. the Quintessence 2013；32(12)：181-196. / Kim KW. Bone induction by demineralized dentin matrix in nude mouse muscles. Maxillofac Plast Reconstr Surg 2014；36：50-56.

症例の概要

初診：2010年8月7日

患者年齢および性別：56歳、女性

主訴：左下の詰め物が取れた。

　オートトゥースボーンとは抜去歯から細菌・歯石・汚染セメント質を取り除き、象牙質とエナメル質を部分脱灰し、内部は非脱灰象牙質からなる無細胞性マトリックスである。

処置内容とその根拠

　初期治療終了後、上顎左側臼歯部は水平的、垂直的に骨量が不足していた。そのため、歯槽頂部においては非吸収性メンブレンとβ-TCPによる水平的骨造成を、垂直的に骨量が不足していることにおいては上顎洞への骨造成を行った。そしてインプラント周囲の環境を整える目的で二次手術時に遊離歯肉移植術を行い、最終補綴へと移行した。また下顎右側臼歯部においては抜去歯を利用し、オートトゥースボーンによる骨補填を行った。

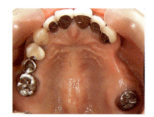
図1　初診時口腔内写真。顎堤の水平的、垂直的吸収が認められる。

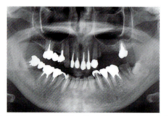
図2　初診時パノラマX線写真。垂直的な骨量の不足が確認できる。

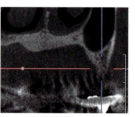
図3　欠損部顎堤の狭窄。上顎洞底までの距離が不足している。含気状態に問題はない。

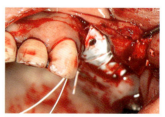
図4　インプラント埋入前に非吸収性メンブレンを用いてGBRを行った。裂開を防ぐため十分な減張切開を行った。

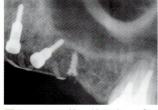
図5　GBR後X線写真。ピンと非吸収性メンブレンにより確実なスペースメイキングを行った。

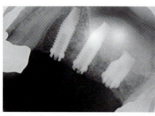
図6　約8ヵ月の治癒期間を待ち、インプラントの埋入を行った。

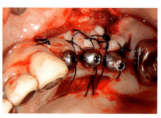
図7　埋入後6ヵ月の二次手術時、インプラント周囲の環境を整える目的で遊離歯肉移植術を行った。

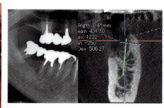
図8　⑥が歯根破折により抜歯となった。治癒後CT診査により歯槽骨の裂開を認めた。

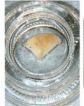
図9　⑥相当部にあらかじめ用意しておいたオートトゥースボーンを用いて裂開部を補填しインプラント埋入を行った。

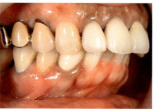
図10、11　最終補綴後口腔内写真。インプラント周囲にも角化歯肉が形成され安定した状態が見られる。

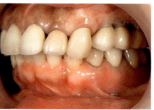
図12　最終補綴後X線写真。インプラント周囲の骨量に問題はみられない。

大臼歯部のリッジエキスパンジョンをZ型の切削を加えて行った症例

松成淳一（東京都開業）

12

Anitua E. Ridge expansion with motorized expander drills. Dental Dialogue 2004 ; 2 : 3-14.

症例の概要

患者は37歳女性、下顎左側ブリッジの脱離を主訴として来院された。歯槽骨の幅が狭く、そのままではインプラント体の埋入は不可能であった。抜歯後に骨吸収の起こったと考えられる頬側にグラフト処置を行うか、いわゆるリッジエキスパンジョンを行うかを検討した結果、本症例では後者を選択することとなった。埋入にあたり、残存している歯槽骨を温存し、より安全な術式を選択する必要があった。

処置内容とその根拠

当院ではリッジエキスパンジョンが適応と考えられた症例に対し、咬合面から見てZ型の細い骨切除を行ったうえでエキスパンダーを用いることにしている。これにより頬側の皮質骨が折れる可能性が低くなることを期待している。リッジエキスパンジョンのメリットとしては、自家骨ブロック移植と比べてドナーサイトへの侵襲が少ないなどが挙げられるが、さらにZ型の切削によって安全性が確保されると考えた。

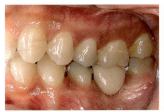
図1　左下臼歯部インレーブリッジが脱離して来院。写真は患者が口腔内に置いた状態で撮影。

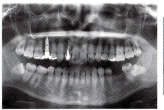
図2　上顎にインプラント治療の経験があった。これ以上歯を削りたくないとのこと。

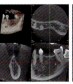
図3　頬側骨が吸収しており、CT上のシミュレーションからも骨造成が必要なことがわかる。

図4　従来の方法（左）と比較し、Z型の切削によって骨の脱落を防ぐことを期待した。

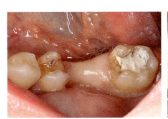
図5　術前の咬合面観。頬側骨の吸収により歯槽骨が狭小となっている。

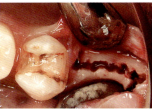
図6　術中の咬合面観。Z型に切削し、頬側へブロックごと破断することを防いでいる。

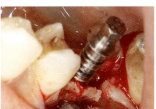
図7　リッジエキスパンダーを用いて拡大中。

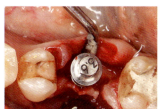
図8　最大径3.6mmまで拡大。

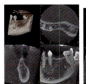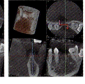
図9　術中のCT画像。咬合面観に赤線で表示したものがZ型の切削。

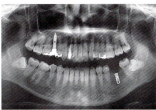
図10　埋入直後のパノラマX線写真。Tapered Screw-Vent ø3.7×10mmを使用した。

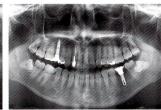
図11　治療終了時のパノラマX線写真。やや深めに埋入したことで、適切な骨レベルとなった。

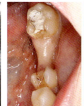
図12　術前と印象時の比較。明らかに骨の幅が増大していることがわかる。

1. Bone augmentation
2. Sinus augmentation
3. immediate implant placement
4. Implant overdenture
5. Implant follow-up
6. Computer aided surgery
7. Implant soft tissue management

13 超狭窄骨に対する1ステージでのインプラント埋入法

水口稔之(東京都開業)

Kuchler U, von Arx T. Horizontal ridge augmentation in conjunction with or prior to implant placement in the anterior maxilla: a systematic review. Int J Oral Maxillofac Implants 2014;29(Suppl):14-24.

症例の概要

3mm以下の超狭窄骨にインプラントを埋入する場合、通常はあらかじめ骨造成を行い、その後インプラントを埋入する。しかし治療期間や手術回数、患者の侵襲などの面で、同時法で行えればより有利といえる。しかし3mm以下のような超狭窄骨にインプラントを埋入することは非常に困難である。そこで新しい考えの骨削合用バーを使用してインプラントを埋入する方法を報告する。

処置内容とその根拠

通常のインプラント窩を形成するドリルは縦に削合するように作られている。しかし骨が狭窄して非常に急な斜面になった骨面にインプラントを埋入することは通常のドリルでは困難である。そこで縦だけでなく、横にも自由に削合できるダイヤモンドバーにより横に削り、超狭窄骨の頬側に溝を形成して既存骨内に最大限に接するようにインプラント窩を形成して埋入した。さらに頬側に骨造成を行った症例を報告する。

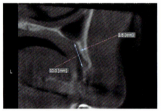
図1 3|部は骨幅が2.5mmと非常に狭窄している。

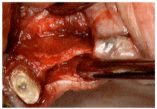
図2 4|部と比べてみても3|部にインプラントが埋入困難なことがわかる。

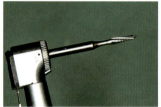
図3 まずガイドドリルにて起始点をつける。ドリリングの起始点を根尖側に設定する。

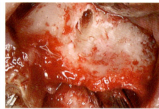
図4 イメージとしてインプラントの先端部にて初期固定させるようにする。

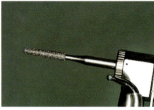
図5 開発したエンジン用ダイヤモンドバー。このような症例の場合、横に押し付けて使用する。

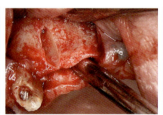
図6 溝を作るような形成。ダイヤモンドバーでなければ、このような形成は難しい。

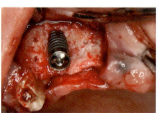
図7 ダイヤモンドバーで作られた溝にぴったりインプラントが入るようにする。

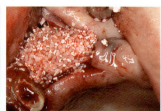
図8 頬側に骨造成を行う。

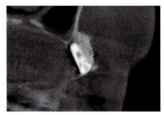
図9 術直後CT画像。術後3ヵ月は骨造成部に外圧がかからないようにする。

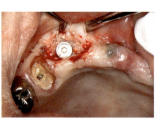
図10 二次手術時。角化歯肉を頬側に移動させる。

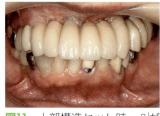
図11 上部構造セット時。3|が超狭窄骨でも問題なく補綴された。

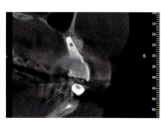
図12 上部構造装着時CT画像。頬側には十分な骨造成が認められる。

1. Bone augmentation
2. Sinus augmentation
3. Immediate implant placement
4. Implant overdenture
5. Implant follow-up
6. Computer aided surgery
7. Implant soft tissue management

PDGFの効果の検証

森岡千尋(滋賀県開業)

14

Camelo M, Nevins ML, Schenk RK, Lynch SE, Nevins M. Periodontal regeneration in human Class II furcations using purified recombinant human platelet-derived growth factor-BB (rhPDGF-BB) with bone allograft. Int J Periodontics Restorative Dent 2003; 23(3): 213-225.

症例の概要

重度の歯周病のために下顎前歯が抜歯に至る患者において、左右の抜歯予定の側切歯にPDGFを用いて、その歯根膜再生および骨の再生にどの程度効果があるかを検証した。

処置内容とその根拠

抜歯予定の歯の根面に機械的な根面処理を十分に行い、歯根膜が存在しない状態を施した。その後、表面にPDGFを塗布しBio-OssとPDGFを混ぜたものをチタンメッシュで固定した。1ヵ月でチタンメッシュを除去し、骨の硬さを確認。歯の抜去後、歯根膜の再生状態をマイクロCTにより確認した。

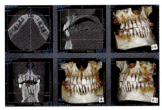

図1 術前CT画像。1|1は保存不可能、2|2も抜歯予定だが、かろうじて残っている歯根膜を用いてsite developmentを行った。

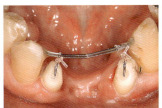

図2 剥離前の口腔内。骨が水平、垂直的に欠損しているのが見て取れる。

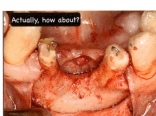

図3 手術中。flapの剥離、翻転を行ったところ。

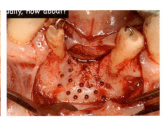

図4 デコルチケーションを行い、歯根表面を機械的に表面処理を行った。

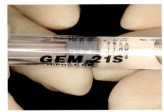

図5 PDGFは血小板由来の成長因子。GEM21(FDA承認)はPRPの1000倍のPDGF量。

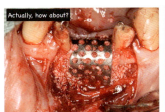

図6 PDGFに浸漬させたBio-Ossをチタンメッシュにて固定し、歯根表面にはPDGFを塗布する。

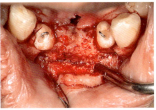

図7 術後1ヵ月、チタンメッシュの除去。十分な硬さを示した。下顎両側切歯を抜歯し、歯根膜・骨の再生が行われているかを検証した。

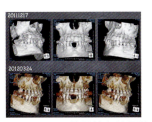

図8 PDGF使用前と使用後のCT画像の比較。

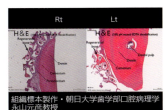

図9 抜去歯の組織像。新生された歯根膜がはっきりと見て取れる。新生骨がBio-Oss内にも見られる。

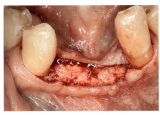

図10 垂直的、水平的に骨が十分に再生された。

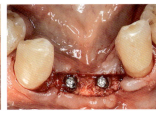

図11 インプラント埋入後の口腔内。

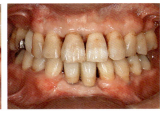

図12 最終補綴後。十分な抵抗性を付与するため、インプラント周りには角化歯肉を配置。

1. **Bone augmentation**
2. Sinus augmentation
3. Immediate implant placement
4. Implant overdenture
5. Implant follow-up
6. Computer aided surgery
7. Implant soft tissue management

15 中等度歯周疾患患者にインプラント治療を応用し咬合の再構成を行った症例

湯浅慶一郎（東京都開業）

Dahlin C, Sennerby L, Lekholm U, Linde A, Nyman S. Generation of new bone around titanium implants using a membrane technique: an experimental study in rabbits. Int J Oral Maxillofac Implants 1989 ; 4(1) : 19-25.

症例の概要

初診：2011年2月
患者年齢および性別：48歳、女性
主訴：左上奥歯がぐらぐらする。
現病歴：現在までに主だった歯周治療を受けた経験はなく、|5からの出血・排膿があるものの疼痛がないためにそのまま放置していた。
既往歴：特記事項なし。
現症：主訴である|5においてプロービングデプスは5〜10mm、動揺度は2度であり、周囲を取り囲む大きな透過像が認められた。

処置内容とその根拠

　主訴である|5は保存不可能と診断し、抜歯と同時にソケットプリザベーションを行った。その後|8相当部よりトレフィンバーにて自家骨を採取し同部位へ移植、その周囲に粉砕骨を填入しチタンメッシュ・吸収性メンブレンにて覆い、GBRを行った。8ヵ月後、GENESiO Plus（φ3.8×12.0mm）を埋入し、二次手術時に|5〜7部へ Free Gingival Graft を行い、角化歯肉の獲得に努めた。プロビジョナルレストレーションにて、一定期間咬合・清掃性・審美性などの観察を行い、最終補綴物へと移行し、現在メインテナンス中である。

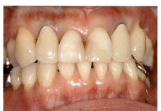
図1　初診時（正面観）。

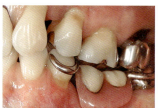
図2　初診時（左側方面観）。

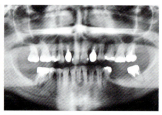
図3　初診時パノラマX線写真。

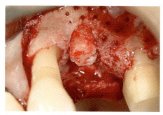
図4　|8部よりトレフィンバーにて自家骨を採取し|5部へ移植後、周囲に粉砕骨を填入しチタンメッシュ・吸収性メンブレンにて覆いGBRを行った。

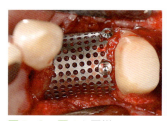
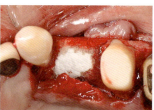
図5、6　図4と同様。

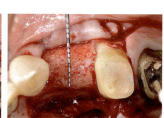
図7　GBR8ヵ月後、骨造成が得られた。

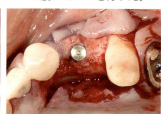
図8　一次手術時、GENESiO Plus（φ3.8×12.0mm）を埋入。

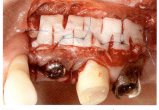
図9　二次手術時、|5〜7部へ Free Gingival Graft を行い、角化歯肉の獲得に努めた。

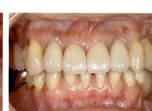
図10　メインテナンス時（正面観）。

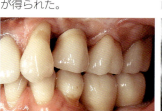
図11　メインテナンス時（左側方面観）。

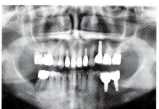
図12　メインテナンス時（パノラマX線写真）。

13年間歯周補綴のメインテナンス後、経年劣化をインプラントにてリカバリーした症例

横山研士郎（千葉県開業）

Marx RE, Carlson ER, Eichstaedt RM, Schimmele SR, Strauss JE, Georgeff KR. Platelet-rich plasma: Growth factor enhancement for bone grafts. Oral Surg Oral Med Oral Pathol Oral Radiol Endod 1998;85（6）：638-646.

症例の概要

　初診1998年9月、年齢54歳、女性。上顎の補綴物破損をきれいにしてほしいという主訴で来院され、上顎全顎治療を行った。その後、2012年12月に4|4の破折により再治療を余儀なくされた。2010年の段階では上顎総義歯かインプラントかの選択肢があった。術者としては患者の年齢を鑑み、可撤式の補綴物にした方が将来的によいのではないかと苦慮した。しかし、患者自身の強い希望によりボーンアンカード・インプラントブリッジによる全顎治療を行った。

処置内容とその根拠

　1999年7月。5 4 1、|2 4 6 支台の|6カンチレバーの白金加金ゴールドフレームクロスアーチスプリントブリッジ仮着。2010年、|5の破折により6 5|インプラント治療。2012年12月、4|4の破折により6＋6までのボーンアンカード・インプラントブリッジ治療を行った。患者が認知症や脳梗塞などによる寝たきり状態などに生活環境が変化し、大掛かりな補綴物の設計変更を余儀なくされることがある。そのため、患者の変化に対応できる治療が求められている。

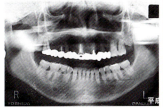

図1　初診時パノラマX線写真。少数支台に、歯根長が短いことがうかがえる。

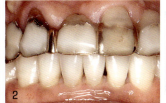

図2、3　初診時口腔内写真。経年劣化と多数の補修跡が見られる。

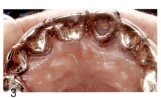

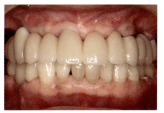

図4　6 5|上部構造仮着時口腔内写真正面。

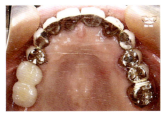

図5　6 5|上部構造仮着時口腔内写真上顎咬合面。

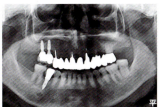

図6　4|4破折時のパノラマX線写真。

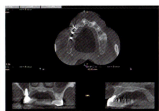

図7　術前CT画像。欠損歯部の顎骨レス形態の改善を考慮した。

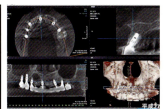

図8　ボーンアンカード・インプラントブリッジによる上顎全顎治療の術後CT画像。

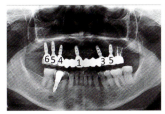

図9　上部構造仮着時のパノラマX線写真。将来的には磁性アタッチメントなどを考慮した。

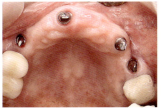

図10　2014年8月。バランスアバットメント装着時の写真。

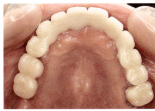

図11　上部構造仮着後の咬合面口腔内写真。6 5|連結。上顎4-5連結ブリッジ。

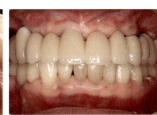

図12　上部構造仮着後の口腔内写真正面。

1. Bone augmentation
2. Sinus augmentation
3. Immediate implant placement
4. Implant overdenture
5. Implant follow-up
6. Computer aided surgery
7. Implant soft tissue management

2 Sinus augmentation

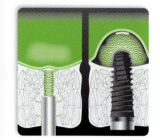

上顎洞骨増大術：
上顎洞の拡大あるいは歯槽骨の吸収により、上顎洞までの垂直的骨量が不足した上顎臼歯部におけるインプラント埋入のための骨増大の術式。側方および歯槽頂アプローチの2法が頻用される。

今読むべきインパクトの高いベスト10論文

1 Vercellotti T, De Paoli S, Nevins M. The piezoelectric bony window osteotomy and sinus membrane elevation: introduction of a new technique for simplification of the sinus augmentation procedure. Int J Periodontics Restorative Dent 2001 ;21(6):561-567.
ピエゾサージェリーを用いた骨ウインドウの形成による上顎洞粘膜の挙上：上顎洞底挙上術の簡略化のための新しいテクニック

2 Kassolis JD, Rosen PS, Reynolds MA. Alveolar ridge and sinus augmentation utilizing platelet-rich plasma in combination with freeze-dried bone allograft: case series. J Periodontol 2000 ;71(10):1654-1661.
多血小板血漿(PRP)に凍結乾燥骨同種移植(FDBA)を併用した歯槽堤造成と上顎洞底挙上術：ケースシリーズ

3 van den Bergh JP, ten Bruggenkate CM, Disch FJ, Tuinzing DB. Anatomical aspects of sinus floor elevations. Clin Oral Implants Res 2000 ;11(3):256-265.
上顎洞底挙上術の解剖学的側面

4 Nkenke E, Stelzle F. Clinical outcomes of sinus floor augmentation for implant placement using autogenous bone or bone substitutes: a systematic review. Clin Oral Implants Res 2009 ;20 Suppl 4 :124-133.
自家骨もしくは骨補填材料を使用したインプラント埋入のための上顎洞底挙上術に関する臨床的結果：システマティックレビュー

5 Zijderveld SA, Zerbo IR, van den Bergh JP, Schulten EA, ten Bruggenkate CM. Maxillary sinus floor augmentation using a beta-tricalcium phosphate (Cerasorb) alone compared to autogenous bone grafts. Int J Oral Maxillofac Implants 2005 ;20(3):432-440.
ベータ型リン酸三カルシウム（セラソルブ）単独による上顎洞底挙上術と自家骨を使用した上顎洞底挙上術との比較

6 Ferrigno N, Laureti M, Fanali S. Dental implants placement in conjunction with osteotome sinus floor elevation: a 12-year life-table analysis from a prospective study on 588 ITI implants. Clin Oral Implants Res 2006 ;17(2):194-205.
オステオトームによる上顎洞底挙上術を併用した歯科インプラント埋入：588本のITIインプラントを用いた前向き研究からの12年の生命表分析

7 Triplett RG, Nevins M, Marx RE, Spagnoli DB, Oates TW, Moy PK, Boyne PJ. Pivotal, randomized, parallel evaluation of recombinant human bone morphogenetic protein- 2 /absorbable collagen sponge and autogenous bone graft for maxillary sinus floor augmentation. J Oral Maxillofac Surg 2009 ;67(9):1947-1960.
上顎洞底挙上術に組み換えヒト骨形成タンパク質2／吸収性コラーゲンスポンジと自家骨移植を用いた極めて重要なランダム化対応評価

8 Shayesteh YS, Khojasteh A, Soleimani M, Alikhasi M, Khoshzaban A, Ahmadbeigi N. Sinus augmentation using human mesenchymal stem cells loaded into a beta-tricalcium phosphate/hydroxyapatite scaffold. Oral Surg Oral Med Oral Pathol Oral Radiol Endod 2008 ;106(2):203-209.
ベータ型リン酸三カルシウム／ハイドロキシアパタイトのスキャホールドにヒト間葉系幹細胞を用いた上顎洞底挙上術

9 Mordenfeld A, Hallman M, Johansson CB, Albrektsson T. Histological and histomorphometrical analyses of biopsies harvested 11 years after maxillary sinus floor augmentation with deproteinized bovine and autogenous bone. Clin Oral Implants Res 2010 ;21(9):961-970.
脱タンパクウシ骨と自家骨を用いて行った上顎洞底挙上術後11年で採取した生検の組織学的および組織形態計測学的解析

10 Schmitt CM, Doering H, Schmidt T, Lutz R, Neukam FW, Schlegel KA. Histological results after maxillary sinus augmentation with Straumann® BoneCeramic, Bio-Oss®, Puros®, and autologous bone. A randomized controlled clinical trial. Clin Oral Implants Res 2013 ;24(5):576-585.
ストローマンボーンセラミック、バイオオス、ピューロスならびに自家骨を用いた上顎洞底挙上術後の組織学的結果。ランダム化比較臨床試験

Anatomical aspects of sinus floor elevations

上顎洞底挙上術の解剖学的側面

van den Bergh JP, ten Bruggenkate CM, Disch FJ, Tuinzing DB.

　上顎側方部における不十分な骨高径はインプラント手術の禁忌症となり得る。この状況は上顎洞底を内部から造成することで治療可能となる。以前はサイナスリフトとよばれていたサイナスフロアエレベーションは、上顎洞の側壁を蝶番ドアとし、内側に回転させて水平位をとる外科術式から構成されている。上顎洞内部の粘膜とともに新たに挙上された上顎洞側壁は、移植材料を充填するためのスペースを形成する。サイナスリフトの術式は脆弱な骨構造や解剖学的様相に大きく依存する。上顎洞内部の形態に関する解剖学的様相の多様性が外科的アプローチを規定する。上顎洞底の回転、中隔、一過性の粘膜肥厚ならびに狭小な上顎洞などの状態は、（通常相対的な）上顎洞底挙上術の禁忌症となるかもしれない。絶対的な禁忌症は上顎洞の疾患（悪性腫瘍）や上顎洞の手術（Caldwell-Luc 手術のような破壊的な手術）の既往である。上顎洞側壁は通常薄い骨壁で、回転もしくは鋭利なインスツルメントで簡単に穿通させることができる。脆弱な上顎洞粘膜は移植材料の封じ込めに重要な役割を果たす。トラップドアを準備してそれを上顎洞粘膜とともに回転させるという外科術式は粘膜の裂開をもたらす可能性がある。通常、これらのパーフォレーションがそれほど大きくないときは、トラップドアは内上方へ回転させる、もしくはフィブリンで接着する、あるいは吸収性メンブレンで被覆することで対応できる。パーフォレーションが大きすぎる場合には、皮質海綿骨ブロック移植が検討されるかもしれない。しかしながらパーフォレーションが大きいほとんどの症例では、上顎洞底挙上術は中止されるであろう。パーフォレーションは、上顎洞底の不規則な形状や口腔粘膜と上顎洞粘膜の直接接触などに起因して起こる可能性がある。"自然孔"の障害は、その高い解剖学的位置に起因するが、合併症とはいわず、また、トラップドアは供給血管の末梢部が存在しているため、重篤な出血も生じない。本論文では、これらの2つの点以外に、上顎洞底挙上術と関連した多くの解剖学的検討事項を紹介する。

（Clin Oral Implants Res 2000 ;11(3):256-265.）

Inadequate bone height in the lateral part of the maxilla forms a contraindication for implant surgery. This condition can be treated with an internal augmentation of the maxillary sinus floor. This sinus floor elevation, formerly called sinus lifting, consists of a surgical procedure in which a top hinge door in the lateral maxillary sinus wall is prepared and internally rotated to a horizontal position. The new elevated sinus floor, together with the inner maxillary mucosa, will create a space that can be filled with graft material. Sinus lift procedures depend greatly on fragile structures and anatomical variations. The variety of anatomical modalities in shape of the inner aspect of the maxillary sinus defines the surgical approach. Conditions such as sinus floor convolutions, sinus septum, transient mucosa swelling and narrow sinus may form a (usually relative) contraindication for sinus floor elevation. Absolute contra-indications are maxillary sinus diseases (tumors) and destructive former sinus surgery (like the Caldwell-Luc operation). The lateral sinus wall is usually a thin bone plate, which is easily penetrated with rotating or sharp instruments. The fragile Schneiderian membrane plays an important role for the containment of the bonegraft. The surgical procedure of preparing the trap door and luxating it, together with the preparation of the sinus mucosa, may cause a mucosa tear. Usually, when these perforations are not too large, they will fold together when turning the trap door inward and upward, or they can be glued with a fibrin sealant, or they can be covered with a resorbable membrane. If the perforation is too large, a cortico-spongious block graft can be considered. However, in most cases the sinus floor elevation will be deleted. Perforations may also occur due to irregularities in the sinus floor or even due to immediate contact of sinus mucosa with oral mucosa. Obstruction of the antro-nasal foramen is, due to its high location, not a likely complication, nor is the occurrence of severe haemorrhages since the trap door is in the periphery of the supplying vessels. Apart from these two aspects, a. number of anatomical considerations are described in connection with sinus floor elevation.

Histological and histomorphometrical analyses of biopsies harvested 11 years after maxillary sinus floor augmentation with deproteinized bovine and autogenous bone

脱タンパクウシ骨と自家骨を用いて行った上顎洞底挙上術後11年で採取した生検の組織学的および組織形態計測学的解析

Mordenfeld A, Hallman M, Johansson CB, Albrektsson T.

目的：本研究の目的は、自家骨とともに使用した脱タンパクウシ骨（DPBB）顆粒に対する長期的な反応を組織学的および組織形態学的に評価し、吸収の可能性を決定するために同一患者の6ヵ月後と11年後の粒径を比較検討することにある。

材料および方法：平均年齢が62歳（48〜69歳の範囲）で上顎臼歯部の重篤な萎縮をともなう20名の患者（14名の女性と6名の男性）が本研究に参加した。80% DPBBと20%の自家骨の混合材料を使用して、上顎洞下部の骨高径が5mm未満である30の上顎洞に対し上顎洞底挙上術を行った。造成後11年（平均11.5年）で新しい外科的介入に参加した11名の患者から生検を採取した。以下の組織形態学的計測が行われた：骨総面積率、DPBBの総面積、骨髄の総面積、DPBBと骨との接触率（各顆粒に対する総表面長さ率）。造成後11年時点でのサンプルにおける顆粒の長さおよび面積と、6ヵ月時点での同一患者から採取されたサンプルならびに、製造時におけるもともとの顆粒の長さおよび面積を比較した。

結果：生検には、44.7±16.9%の層板骨、38±16.9%の骨髄スペース、ならびに17.3±13.2%のDPBBが含まれていた。DPBBとの骨接触率は61.5±34%だった。造成後11年時点でのサンプルにおける顆粒の長さおよび面積と、6ヵ月時点での同一患者から採取されたサンプルならびに、製造時におけるもともとの顆粒の長さおよび面積を比較した結果、統計学的有意差は認められなかった。

結論：DPBB顆粒は層板骨とよく結合し、ヒトでの上顎洞底挙上術後において、11年後であっても顆粒のサイズに統計学的有意差はなかった。

（Clin Oral Implants Res 2010;21(9):961-970.）

Objective: The purpose of the present study was to histologically and histomorphometrically evaluate the long-term tissue response to deproteinized bovine bone (DPBB) particles used in association with autogenous bone and to compare particle size after 6 months and 11 years, in the same patients, in order to determine possible resorption.
Material and methods: Twenty consecutive patients (14 women and six men) with a mean age of 62 years (range 48-69 years) with severe atrophy of the posterior maxilla were included in this study. Thirty maxillary sinuses with < 5 mm subantral alveolar bone were augmented with a mixture of 80% DPBB and 20% autogenous bone. Eleven years (mean 11.5 years) after augmentation, biopsies were taken from the grafted areas of the 11 patients who volunteered to participate in this new surgical intervention. The following histomorphometrical measurements were performed in these specimens: total bone area in percentage, total area of the DPBB, total area of marrow space, the degree of DPBB-bone contact (percentage of the total surface length for each particle), the length of all DPBB particles and the area of all DPBB particles. The length and the area of the particles were compared with samples harvested from the same patients at 6 months (nine samples) and pristine particles from the manufacturer.
Results: The biopsies consisted of 44.7 +/- 16.9% lamellar bone, 38 +/- 16.9% marrow space and 17.3 +/- 13.2% DPBB. The degree of DPBB to bone contact was 61.5 +/- 34%. There were no statistically significant differences between the length and area of the particles after 11 years compared with those measured after 6 months in the same patients or to pristine particles from the manufacturer.
Conclusion: DPBB particles were found to be well integrated in lamellar bone, after sinus floor augmentation in humans, showing no significant changes in particle size after 11 years.

Histological results after maxillary sinus augmentation with Straumann® BoneCeramic, Bio-Oss®, Puros®, and autologous bone. A randomized controlled clinical trial

ストローマンボーンセラミック、バイオオス、ピューロスならびに自家骨を用いた上顎洞底挙上術後の組織学的結果。ランダム化比較臨床試験

Schmitt CM, Doering H, Schmidt T, Lutz R, Neukam FW, Schlegel KA.

目的：本研究は、二相性のリン酸カルシウム（BCP、ストローマンボーンセラミック）、無機ウシ骨（ABB、ガイストリッヒバイオオス）、石灰化皮質海綿骨同種移植材料（MCBA、ジンマーピューロス）、もしくは自家骨（AB）を用いた上顎洞底挙上術後における臨床的および組織学的特徴の比較に焦点を当てた。

材料および方法：上顎臼歯部が欠損し、残存骨の高さが4mm以下である30名の患者が本研究に参加した。手術は2回法で行った。ABB、BCP、MCBAもしくはABで上顎洞底挙上術後5ヵ月の治癒期間を経て、インプラント埋入と同時に生検を採取した。微小血管造影法と組織像を用いて解析を行った。

結果：94本のインプラントが造成部位に埋入され、53ヵ所の骨生検を採取し評価した。新生骨の骨体積率は、BCPが30.28±2.16％、ABBが24.9±5.67％、ABが41.74±2.1％、MCBAが35.41±2.78％であり、骨量の統計学的有意差はABとBCPおよびABB間に、またMCBAとABB間に認められた。統計学的有意に異なった残存骨移植材料が測定され、BCPが15.8±2.1％で、ABBが21.36±4.83％だった。

結論：もっとも高い新生骨形成はABで認められたことから、ABは現在でも上顎洞底挙上術におけるゴールドスタンダードであると考えられる。実験に使用したすべての材料は同等な結果を示しており、上顎洞底挙上術に適しているであろう。

（Clin Oral Implants Res 2013;24(5):576-585.）

Objective:This investigation focused on a comparison of clinical and histological characteristics after sinus floor augmentation with biphasic calcium phosphate (BCP, Straumann BoneCeramic (R)), anorganic bovine bone (ABB, Geistlich Bio-Oss (R)), mineralized cancellous bone allograft (MCBA, Zimmer Puros (R)), or autologous bone (AB). Materials and methods:Thirty consecutive patients with a posterior edentulous maxillary situation and a vertical bone height less than or equal to 4mm were included in this study. A two-stage procedure was carried out. After augmentation of the maxillary sinus with ABB, BCP, MCBA, or AB followed by a healing period of 5months, biopsies were taken with simultaneous implant placement. The samples were analyzed using microradiography and histology.
Results:Ninety-four implants were placed in the augmented positions and 53 bone biopsies were taken and evaluated. The bone volume fraction of newly formed bone was measured as 30.28 +/- 2.16% for BCP, 24.9 +/- 5.67% for ABB, 41.74 +/- 2.1% for AB, and 35.41 +/- 2.78% for MCBA with significant increases in bone volume of AB vs. BCP and ABB, and MCBA vs. ABB samples. Significantly different residual bone substitute material was measured as 15.8 +/- 2.1% in the BCP group and 21.36 +/- 4.83% in the ABB group.
Conclusion:As it provides the highest rate of de novo bone formation, AB can be considered to remain the gold standard in sinus floor augmentation. All tested control materials showed comparable results and are suitable for maxillary sinus augmentation.

1. Bone augmentation
2. Sinus augmentation
3. Immediate implant placement
4. Implant overdenture
5. Implant follow-up
6. Computer aided surgery
7. Implant soft tissue management

17 骨量不足の欠損部位に対するサイナスフロアエレベーション後のインプラント埋入症例

芦澤　仁（東京都開業）

Piattelli M, Favero GA, Scarano A, Orsini G, Piattelli A. Bone reactions to anorganic bovine bone (Bio-Oss) used in sinus augmentation procedures: a histologic long-term report of 20 cases in humans. Int J Oral Maxillofac Implants 1999;14(6):835-840.

症例の概要

初診：2010年2月24日
患者年齢および性別：54歳、女性
主訴：左下を噛むと痛い。全顎的な治療を行いたい。

　保存不可能な歯をX線写真、歯周精密検査などにより判断し、歯周初期治療を行いながら歯肉のコントロールを図った。抜歯窩の治癒を確認後、CT画像を基に精査・診断を行い、上顎にはサイナスフロアエレベーション、下顎にはGBRを併用したインプラント埋入を行う計画を立てた。

処置内容とその根拠

　術前の資料を基に、6|、|6は歯根破折のため保存不可能と判断。下顎左側にはGBRを併用し、上顎右側に対しては骨頂から上顎洞底までの距離を計測したうえでサイナスフロアエレベーションを行いインプラント埋入を行った。免荷期間をおいたのち二次手術を行い上下顎のプロビジョナルレストレーションにて咬合を安定させ、Anterior guidance を獲得させ前歯部にPFZを装着。そこを基準として臼歯部のVertical stopを付与しながら最終補綴物を製作した。

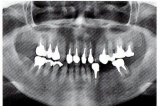
図1　初診時のパノラマX線写真。6|、|6は大きな根尖病変が見受けられる。

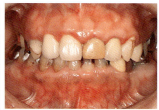
図2　初診時正面観口腔内写真。全顎的に不良補綴物が目立つ。

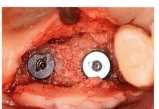
図3　|6は抜歯後8週の免荷期間をおいたが骨欠損が激しく、GBRを併用しながらインプラントを3本埋入した。

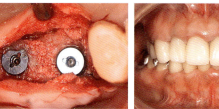
図4　6|抜歯後8週経過時。抜歯窩周囲の骨欠損が激しいうえに上顎洞底までの距離も1mm前後であった。

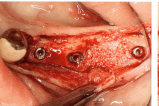
図5　7|部にはCrestal Approach、6部にはLateralからのStaged approachにてサイナスフロアエレベーションを行った。

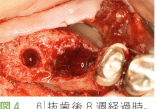
図6　手術後6ヵ月経過し、Re-entryした状態。抜歯窩も緻密骨で満たされ、垂直的にも骨が造成された。

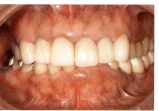
図7　最終補綴物装着直後の正面観写真。全顎的な治療を行った。

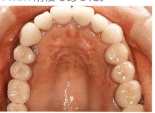
図8　最終補綴物装着後3年9ヵ月経過した上顎咬合面観写真。

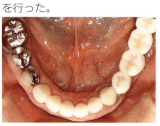
図9　最終補綴物装着3年9ヵ月経過時下顎咬合面観。

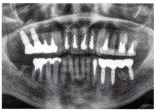
図10　同パノラマX線写真。インプラント周囲組織も安定し骨吸収像も見受けられない。

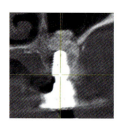
図11　|6のCT画像。Lateral Approachにより造成した骨も安定した画像を呈している。

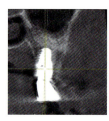
図12　7|のCT画像。|6同様に骨吸収像もなく良好な状態を維持している。

残存歯に顕著な摩耗と歯冠破折が認められた上下顎大臼歯欠損症例

井汲憲治（群馬県開業）

18

Isidor F. Loss of osseointegration caused by occlusal load of oral implants. A clinical and radiographic study in monkeys. Clin Oral Implants Res 1996;7(2):143-152.

症例の概要

初診：2010年12月6日

患者年齢および性別：54歳（初診時）、男性

主訴：奥で噛めるようにしたい。

初診時歯式：
```
    54321|12345 7
    54321|12345
```

術後歯式：
```
  ▲▲54321|12345▲7
  ▲▲54321|12345▲7
```

（▲：インプラント）

処置内容とその根拠

咬合支持域が減少し、咬合力が強いと思われる症例のインプラント治療に以下を考慮した。
①6|6部位の残存骨量が小さい→CGFを用いたソケットリフト。②大きな咬合力→大臼歯に金合金を使用。③|5と|7の歯冠の近接→|7を遠心に矯正移動（MTM）。④|7歯冠が下顎粘膜に接触（上顎歯の下方挺出）→|7のクラウンレングスニング。⑤小臼歯の歯冠破折および摩耗→メタルボンド冠による歯冠補綴。⑥ディープバイトと歯の摩耗→既存の咬合高径および犬歯誘導の保存。

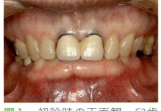
図1 初診時の正面観。臼歯の咬合崩壊と摩耗が進行してディープバイト傾向であることが確認された。

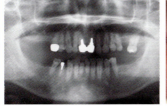
図2 上顎の欠損歯相当部位においては残存する骨量が小さい。|7は近心に傾斜し、下方挺出している。

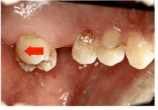
図3 |6相当部位のスペースが減少していたため、インプラントをアンカーとして|7を遠心移動（赤矢印）させた。

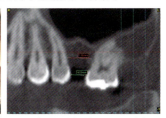
図4 |6相当部位の骨量が少なかったため、オステオトーム法にてソケットリフトを行う計画を立てた。

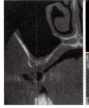
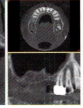
図5 |6相当部位のインプラントは上顎洞内の骨造成を避けて、残存骨量が大きい隔壁後方部への埋入を予定した。

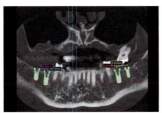
図6 下顎左右大臼歯相当部は残存する骨量が大きく、インプラントのための骨造成の必要がなかった。

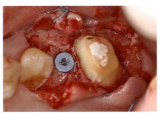
図7 |6部位は上顎洞粘膜挙上後にCGFを填入。MTMを考慮して|7に近い位置に埋入。

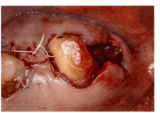
図8 |7は下方に挺出していてため、ディスタルウェッジ手術とクラウンレングスニングを同時に行った。

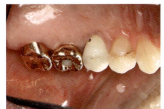
図9 上部構造装着後の|6部位。|7の遠心移動により適切な大きさの歯冠となった。

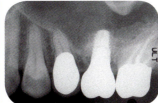
図10 上部構造装着から15ヵ月経過時の上顎左側臼歯部のデンタルX線写真。力に起因する異常は認められない。

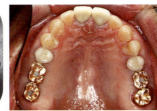
図11 治療終了18ヵ月経過時の上顎咬合面観。左右ともに上部構造は術者可撤式である。

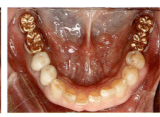
図12 治療終了18ヵ月経過時の下顎咬合面観。メインテナンスを4ヵ月ごとに行っているが問題は認められない。

1. Bone augmentation
2. Sinus augmentation
3. Immediate implant placement
4. Implant overdenture
5. Implant follow-up
6. Computer aided surgery
7. Implant soft tissue management

19 オステオプッシャーによる剥離をともなうソケットリフト症例

岩本麻也（静岡県開業）

水口稔之．インプラント治療　難症例攻略テクニック．東京：ゼニス出版，2014．

症例の概要

　57歳女性。6|の欠損補綴を希望して来院。全身的特記事項なし。6|の垂直的骨幅は3.1mm。今回は6mm未満のソケットリフトの成功率の低下を改善すべく、さらに侵襲の低さや安全性を考慮して、剥離をともなうオステオプッシャーによる歯槽頂アプローチを行った。オステオプッシャーは、回転力を推進力に変換させ、上顎洞底骨を押し破るため、オステオトーム法と比べ衝撃が少なく上顎洞粘膜の損傷に対して有利である。

処置内容とその根拠

　上顎洞粘膜の1mm手前まで歯槽骨をガイドドリルにてドリリング。その後、鳥居型ステントとオステオプッシャーを用いてインプラント窩の形成および上顎洞粘膜を傷つけないように上顎洞底骨の穿孔。インスツルメントにて上顎洞粘膜を剥離後、骨填材料填入およびインプラント体の埋入。4ヵ月後に二次手術を行いPT値-7を確認後、最終補綴へと移行した。

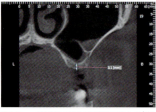
図1　術前CT画像では6|相当部の垂直的骨幅は3.1mmであった。

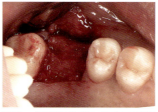
図2　浸潤麻酔後にやや口蓋側寄りに切開剥離を行った。

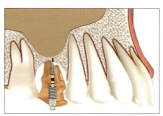
図3　ガイドドリル後、鳥居型ステントとオステオプッシャー#0 ø2.4mm。

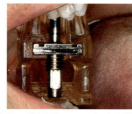
図4　鳥居型ステントを下顎臼歯部と上顎の歯槽骨で支え、オステオプッシャーを使用して拡大。

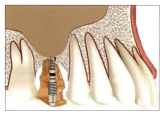
図5　インスツルメントの挿入のためにオステオプッシャー#4のø3.7mmまで拡大。

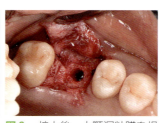
図6　拡大後、上顎洞粘膜を損傷しないように拡大鏡下でインスツルメントにて剥離。

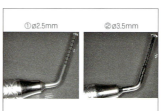
図7　インスツルメントを用いて上顎洞粘膜と骨を丁寧に剥離後、骨補填材料填入。

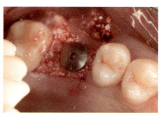
図8　β-TCPとHAを填入後、PLATON JAPAN ø4.1×10mm（Bio）のインプラント体を埋入。

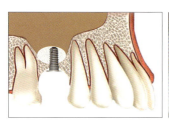
図9　フィクスチャーに落下防止のためビッグキャップを装着した。

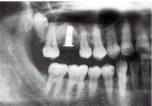
図10　術直後のパノラマX線写真。6|相当部はドーム状の骨不透過像が認められた。

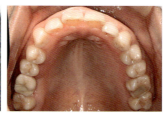
図11　6|相当部に上部構造装着後の口腔内写真。

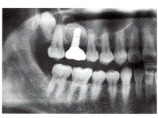
図12　上部構造装着後のパノラマX線写真。

矯正終了後の上顎洞底挙上術をともなうインプラント治療

岡田崇之(群馬県開業)

Jensen OT, Shulman LB, Block MS, Iacono VJ. Report of the Sinus Consensus Conference of 1996. Int J Oral Maxillofac Implants 1998;13 Suppl:11-45.

症例の概要

59歳、女性。歯を治してほしいとのことで来院された。臼歯部欠損のため咬合支持がほぼない状態であり、上顎前歯は唇側にフレアアウトしていた。また下顎前歯は叢生であり清掃困難な状態であった。外科的な侵襲を最小限にできる範囲内で、上顎は入れ歯が落ちないようにしてほしい、できるだけ残存歯は保存したいとの希望であった。

処置内容とその根拠

保存不可能と判断した歯の抜去後、歯列不正部の矯正を前提に、インプラント補綴予定部へのインプラント埋入を行った。免荷期間をおき、インプラント部にプロビジョナルレストレーションを装着し残存歯の矯正を行った。矯正終了後、上顎洞底挙上術をともなうインプラント埋入を追加し、欠損補綴を行い治療終了となった。現在メインテナンス中であるが経過は良好である。

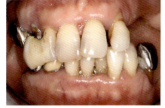 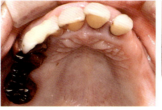 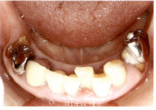 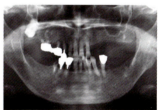

図1 初診時口腔内写真。正面観。 図2 初診時口腔内写真。上顎咬合面観。 図3 初診時口腔内写真。下顎咬合面観。 図4 初診時パノラマX線写真。

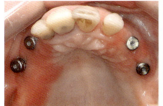 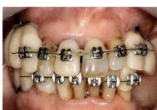 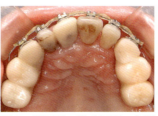 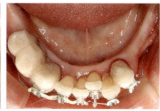

図5 上顎インプラント部プロビジョナルレストレーション装着前。 図6 矯正時口腔内写真。正面観。 図7 矯正時口腔内写真。上顎咬合面観。 図8 矯正時口腔内写真。下顎咬合面観。

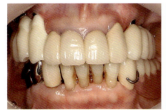 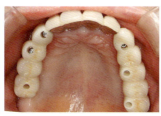 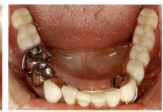 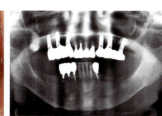

図9 終了時口腔内写真。正面観。 図10 終了時口腔内写真。上顎咬合面観。 図11 終了時口腔内写真。下顎咬合面観。 図12 終了時パノラマX線写真。

1. Bone augmentation
2. Sinus augmentation
3. Immediate implant placement
4. Implant overdenture
5. Implant follow-up
6. Computer aided surgery
7. Implant soft tissue management

21 ソケットリフト後インプラントを用いた咬合支持回復症例

木村茂夫（長野県開業）

Eichner K. Über eine gruppeneinteilung der lückengebisse für der prothetik. Dtsch. Zahnärztl Z 1955;10:1831–1834.

症例の概要

患者は55歳、女性。義歯不適合と咀嚼障害を主訴に2009年1月に来院。対角的に右上、左下臼歯部が欠損している「すれ違い欠損歯列」で咬合崩壊が進行中。7┃は歯根破折が疑われる。今回このような症例に咬合支持を回復する目的でインプラント治療を計画した。

処置内容とその根拠

2009年4月：┃6 7部プラトンインプラントType Ⅰを3本埋入。2009年11月：PFM上部構造体装着。7┃歯根破折が原因と思われる上顎洞炎を認めたため7┃を抜歯。2010年4月：上顎洞炎と抜歯窩の治癒を待って7 6 5┃部にプラトンインプラントType Ⅳ（HA）を3本埋入。上顎洞までの垂直骨量不足のため、7 6┃部にオステオトーム法にてHAとβ-TCPを用いてソケットリフトを行った。2011年3月：e-maxにて上部構造体を装着した。その結果、咬合支持も回復しEichner B2からA1に改善。咬合も安定し、術後約4年間良好に経過している。今後は力のコントロールなど注意深い経過観察が必要と思われる。

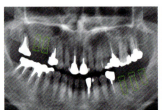
図1　初診時パノラマX線写真。対角的に咬合崩壊が進行中。

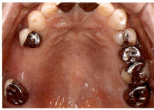
図2　初診時上顎咬合面観。

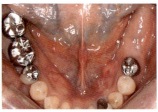
図3　初診時下顎咬合面観。

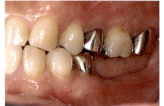
図4　┃6 7部欠損。2009年4月：┃6 7部プラトンインプラントType Ⅰ 3本埋入。

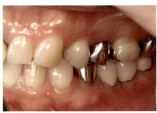
図5　2009年11月：PFM上部構造体装着。

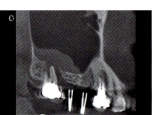
図6　CT画像。7┃歯根破折が原因と思われる上顎洞粘膜の肥厚を認める。

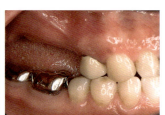
図7　7 6 5┃部欠損。

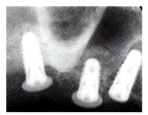
図8　7 6┃ソケットリフトを行い3〜4mm挙上。プラトンインプラントType Ⅳを3本埋入。

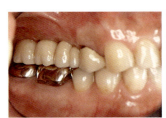
図9　2011年3月：e-maxにて上部構造体を装着した。

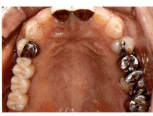
図10　治療終了4年後上顎咬合面観。

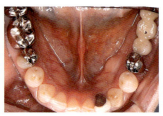
図11　治療終了4年後下顎咬合面観。

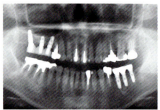
図12　治療終了後4年のパノラマX線写真。咬合支持が回復。

ソケットプリザベーションとソケットリフトを用いた インプラント症例

齋藤琢也（群馬県開業）

Jensen SS, Terheyden H. Bone augmentation procedures in localized defects in the alveolar ridge: clinical results with different bone grafts and bone-substitute materials. Int J Oral Maxillofac Implants 2009;24Suppl:218-236.

症例の概要

　患者は52歳の女性。両側遊離端欠損において他院にて部分床義歯を製作したが異物感や疼痛をともない使用しなくなり、欠損部にインプラント治療ができるか知りたいと来院。本症例は両側遊離端欠損に対しインプラント治療を行っている際に発症した歯根破折歯において抜歯後ソケットプリザベーションを行い、オステオプッシャーによるソケットリフトを用いてインプラント埋入を行い機能回復した症例を報告する。

処置内容とその根拠

　ソケットリフトの長所は、低侵襲であり患者の不快症状が著しく低い。短所は骨高径を2～4mm程度しか造成できない。また骨高径が6mm以上であることが推奨される。本症例はソケットプリザベーションを事前に行ったことにより歯槽骨頂から上顎洞底までの距離が7mm程度であり、ソケットリフトの適応であった。オステオプッシャーを用いたことにより患者にとって可能な限り安心、安全で低侵襲な治療ができた。

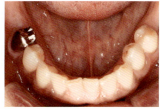
図1　両側遊離端欠損部、部分床義歯不適により来院。インプラント治療を希望された。

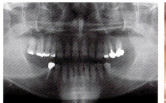
図2　初診時パノラマX線写真。インプラント予定部位は十分な骨量が認められる。

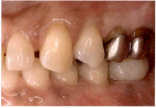
図3　咬合付与した後、頬側に腫脹が認められた。

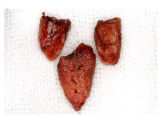
図4　咬合付与させたところ、左側インプラント対合歯の歯根破折により抜歯。

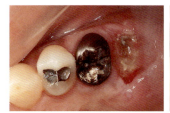
図5　Bio-Oss、シトプラストを用いソケットプリザベーションを行った。

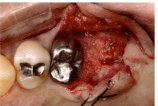
図6　抜歯後3ヵ月。抜歯窩は硬組織で満たされている。

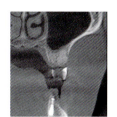
図7　6インプラント術前CT画像。上顎洞底まで約7mmで上顎洞底下部への骨造成が必要である。

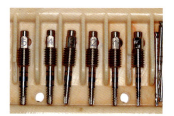
図8　オステオプッシャー、マイクロスコープを用いてソケットリフトを行った。

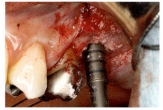
図9　補填された骨はドリリング時十分な硬さが認められ、ソケットリフトを行った。

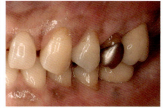
図10　最終補綴口腔内写真。

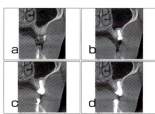
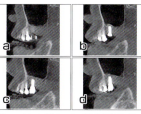
図11、12　最終補綴装着後1年経過。インプラント埋入時より上顎洞底下部に造成した骨は平坦化しボリュームが増していることが確認できる。

23 下顎遊離端欠損と上顎臼歯部欠損に対するインプラント治療とブリッジ治療

佐藤浩史（東京都開業）

Eichner K. Über eine gruppeneinteilung der lückengebisse für der prothetik. Dtsch Zahnärztl Z 1955；10：1831–1834.

症例の概要

患者は54歳男性。2013年5月、右下奥歯が痛いという主訴で来院。全顎的に軽度の歯周病、う蝕が認められた。また、残根の状態で放置されている歯も複数あった。主訴部位の処置や保存不可能歯の抜歯、歯周病初期治療が終了した時点で欠損補綴について患者に説明したところ、インプラント治療を希望した。

初診時歯式： 7 54321 | 1234567
7654321 | 12345 7

術後歯式： ⑦6⑤4321 | 123▲567
7▲54321 | 12345▲▲

処置内容とその根拠

CT診断の結果、6|は上顎洞までの残存骨が2mm程度であるためブリッジ治療を行った。|4にはソケットリフトにて2mm挙上後φ3.75×10mm、6|6には通法どおりφ3.75×11.5mm、|7には通法どおりφ3.75×10mmのスプラインツイストタイプを埋入した。

左上にはメタルセラミッククラウンを、その他の部位についてはレジン前装白金加金クラウンを装着した。術後2年10ヵ月経過しているが術後は順調である。

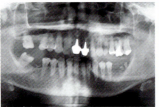
図1　術前パノラマX線写真。

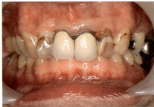
図2　初診5ヵ月後正面観。

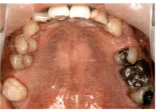
図3　同上顎咬合面観。|4は保存不可能なため抜歯。|7は抜髄後レジンコアを築造した。

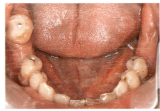
図4　同下顎咬合面観。|7、6|は保存不可能なため抜歯。|7は抜髄後レジンコアを築造。

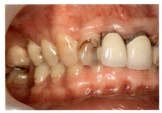
図5　同右側側方面観。

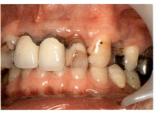
図6　同左側側方面観。

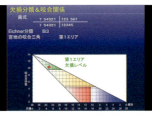
図7　アイヒナー分類ではB3、宮地の咬合三角では第1エリアとなっており欠損レベルで崩壊の程度は軽度である。

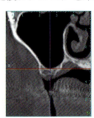
図8　10DRによる6|部CT解析画面。上顎洞までの残存骨が2mm程度であるためリスクを考えブリッジ治療を行った。

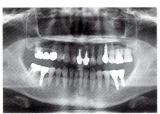
図9　正確なインプラント埋入ポジションを決めるため、外科用テンプレートを製作した。

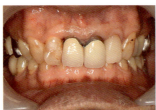
図10　術後2年10ヵ月経過時正面観。|2はセラミッククラウンによる補綴を行った。

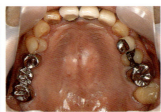
図11　同上顎咬合面観。

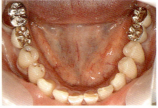
図12　同下顎咬合面観。

当院でサイナスリフトを行い7年経過した2症例

鈴木秀紀(千葉県開業)

Johansson B, Grepe A, Wannfors K, Hirsch JM. A clinical study of changes in the volume of bone grafts in the atrophic maxilla. Dentomaxillofac Radiol 2001；30(3)：157-161.

症例の概要

当院にて通法に従いサイナスリフト(lateral window technique)を併用し、インプラント2本埋入後7年経過した2症例を経験したので報告する。

症例1：54歳、女性。右側大臼歯部においてサイナスリフト施行後 Staged approach にて2本インプラントを埋入した。症例2：50歳、女性。左側大臼歯部においてサイナスリフト施行後 Staged approach にて2本インプラントを埋入した。

処置内容とその根拠

上顎洞底挙上術施行後の経年的変化について検証したので報告する。口腔内が経年的に変化することは必然であり、定期的なメインテナンスは重要である。また上顎洞内の経年的な変化において、狭窄した部位に造成した骨量に変化はほとんど認めなかったが、広い部位では中央部より骨量の減少を認めた。しかし、上顎洞後壁に沿って埋入した部位では減少は認めず、インプラントを長期に安定させるうえで有効な埋入方法であると考えられた。

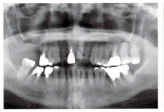
図1　症例1。初診時パノラマX線写真。

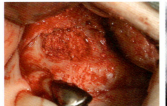
図2　一次手術にて上顎洞底挙上術を施行した。

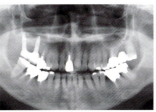
図3　上部補綴装着時パノラマX線写真。φ3.7×11mm スプラインインプラント2本埋入。

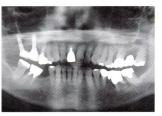
図4　7年後パノラマX線写真。3年後⑤破折し抜歯。その後放置し咬合の崩壊を起こした。

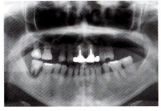
図5　症例2。初診時パノラマX線写真。

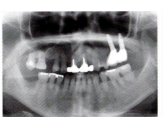
図6　上部補綴装着時パノラマX線写真。φ3.8×11mm ザイブインプラント2本を埋入。

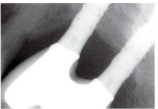
図7　3年後X線上での変化はなかったが、清掃不良によるインプラント周囲の炎症を認めた。

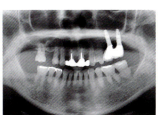
図8　7年経過時パノラマX線写真。その後、炎症症状は認められず経過良好であった。

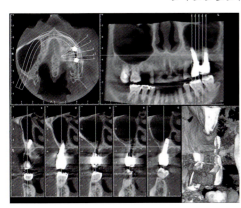
図9　7年後のCT画像。上顎洞後壁に沿って埋入した部位では、骨量の減少は認めなかった。

25 上下顎臼歯部欠損へのインプラント治療

角田宗弘（群馬県勤務）

Lockhart PB, Brennan MT, Sasser HC, Fox PC, Paster BJ, Bahrani-Mougeot FK. Bacteremia associated with toothbrushing and dental extraction. Circulation 2008;117(24):3118-3125.

症例の概要

初診：2014年10月

患者年齢および性別：69歳、女性

主訴：咀嚼障害、義歯の違和感

初診時歯式：
```
      3 2 1 | 1 2 3 4 5 6 7
    5 4 3 2 1 | 1 2 3 4 5 6 7
```

術後歯式：
（予定）
```
  ▲▲▲ 3 2 1 | 1 2 3 4 5 6 7
    ▲ 5 4 3 2 1 | 1 2 3 4 5 6 7
```

処置内容とその根拠

静脈内鎮静法下にて、上顎は側方アプローチによる上顎洞底挙上術を行い、サージカルテンプレートを装着してインプラント3本を埋入した。下顎も同様にインプラント1本を埋入した。右顔面に腫脹は見られたが2週後にはほぼ消失し、経過良好と判断した。

サージカルテンプレートを利用することにより、術前の計画に近い位置にインプラントを埋入することができた。術前にはジスロマック®SRを服用し、術中術後の感染予防に努めた。

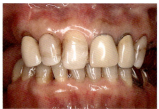 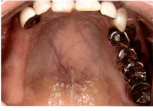 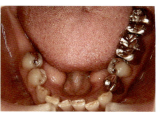 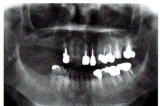

図1 初診時正面観。口腔衛生状態は良好であった。
図2 同上顎咬合面観。654 にインプラント埋入を計画した。
図3 同下顎咬合面観。6 にインプラント埋入を計画した。
図4 術前パノラマX線写真。顎骨の骨の高さが足りないことが予想された。

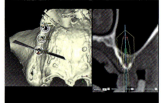 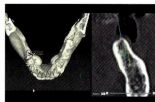 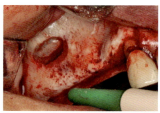 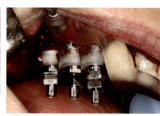

図5 6 の骨の高さは4mm程度であった。11.5mmインプラントを埋入予定とした。
図6 6 の骨の幅は5mm程度であった。11.5mmインプラントを骨の方向に埋入予定とした。
図7 上顎洞の前下方の位置に骨窓を形成し、洞粘膜を丁寧に挙上した。
図8 サージカルテンプレートを装着してインプラントを埋入した。

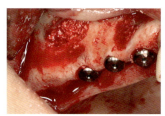 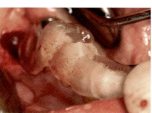 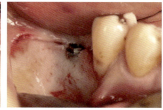 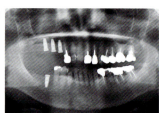

図9 Bio-Ossを填入し、吸収性メンブレンで被覆した。
図10 サージカルテンプレートを装着。
図11 骨幅の少ないところに正確にインプラントを埋入した。
図12 術後パノラマX線写真。術前の計画とほぼ同じ位置に埋入することができた。

ソケットリフトを併用したインプラント治療

戸田成紀（東京都開業）

Jensen OT. Treatment planning for sinus grafts.In:Jensen OT(eds). The sinus bone graft. Chicago : Quintessence,1999;49-68.

症例の概要

初診：2012年12月
患者年齢および性別：45歳、女性
主訴：検診希望。左上の歯の治療希望。
現病歴：痛みはないが、最近歯ブラシをしてもにおいがする。歯肉が腫れぼったい感じがする。

処置内容とその根拠

　2013年4月に、|5 6部口蓋側寄りの骨頂に切開を加え、洞底まで1mmのところまで埋入窩を形成。オステオトームにて洞底部に残った骨を槌打して粘膜を傷つけないよう注意を払い内部に押し込み、骨補填材料（オスフェリオン）を充填し、GCインプラント（ジェネシオプラスφ3.8×10mm）を埋入、十分な初期固定が得られた。また、|5の歯冠側寄りの骨欠損部にも骨補填し、吸収性メンブレンを設置後、縫合し終了した。4ヵ月の免荷期間をおき、2013年8月に二次手術を行い、ヒーリングアバットメントを装着した。粘膜治癒後プロビジョナルレストレーションにより歯肉と咬合の安定を図った。2ヵ月後、チタンアバットメント装着後、メタルセラミックスを仮着セメントにて装着。補綴物装着後4ヵ月ごとに経過観察を行っているが歯肉に発赤や腫脹、インプラント体の動揺はなく周囲骨の吸収も認められず経過は良好である。今後もメインテナンスにより観察を行っていくことが重要と思われる。

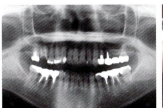

図1　初診時パノラマX線写真。診断名：|5歯根破折、軽度の慢性歯周炎。

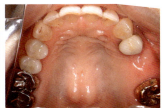

図2　術前口腔内写真。

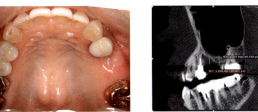

図3　抜歯後のCT画像。矢状断。

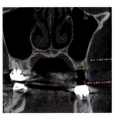

図4　抜歯後のCT画像。冠状断。

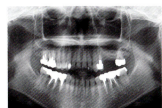

図5　残存骨量と外科的侵襲の回避により、ソケットリフト法を選択した。

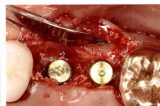

図6　|5 6部にGCインプラントを埋入。十分な初期固定が得られた。

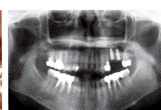

図7　埋入後パノラマX線写真。

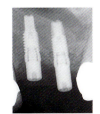

図8　4ヵ月の免荷期間をおき二次手術を行い、ヒーリンアバットメントを装着した。

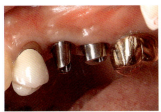

図9　2ヵ月後、チタンアバットメント装着時。

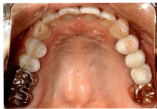

図10　補綴物装着後口腔内写真。

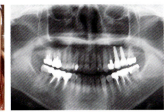

図11　補綴装着後1年7ヵ月経過後パノラマX線写真。

27 ソケットリフト後のインプラントトラブルのリカバリー症例

南光 勉(滋賀県勤務)

Del Fabbro M, Testori T, Francetti L, Weinstein R. Systematic review of survival rates for implants placed in the grafted maxillary sinus. Int J Periodontics Restorative Dent 2004;24(6):565-577.

症例の概要

初診:2011年8月

患者年齢および性別:34歳、女性

主訴:検診希望。

既往歴:全身的特記事項なし。

 |6と6|の欠損(数年前に他院で抜歯)があり、患者の希望により同欠損部位にインプラントで咬合回復することとなった。

処置内容とその根拠

 |7と7|は近心傾斜していて、欠損部の近遠心幅に十分なインプラントスペースがなかったため、両部位のアップライトを行った。その後、両欠損部位にインプラントを埋入した。6|にインプラントを埋入して約半年後、インプラント部位の動揺を訴えて来院。ディスインテグレーションを認めたため、インプラントを除去した。インプラント除去後再埋入を行い、インテグレーションを確認し最終補綴に移行した。

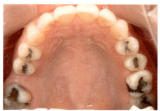
図1 初診時の口腔内写真、上顎咬合面観。6|の欠損と7|の近心傾斜を認める。

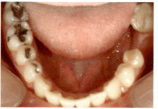
図2 初診時の口腔内写真、下顎咬合面観。|6の欠損と|7の近心傾斜を認める。

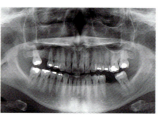
図3 初診時のパノラマX線写真。

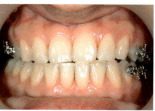
図4 7|と|7のアップライトを行う。

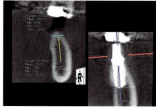
図5 |6にインプラント埋入(Straumann φ4.1×10mm RN SP)。

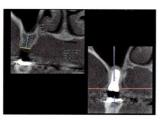
図6 6|にソケットリフトを行い、インプラント埋入(Straumann φ4.1×8mm RN SP)。

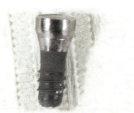
図7 除去したインプラント体。感染を疑わせる所見はなかった。

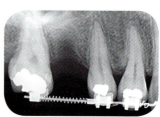
図8 7|の矯正力の調整不足のため、インプラントに外傷を及ぼしたものと考えられる。

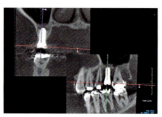
図9 6|にソケットリフトを行わず、インプラント再埋入(Straumann φ4.1×8mm RN SP)。

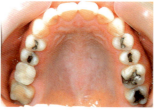
図10 最終補綴後の口腔内写真、上顎咬合面観。

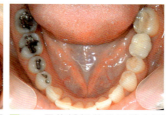
図11 最終補綴後の口腔内写真、下顎咬合面観。

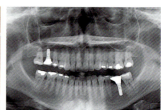
図12 最終補綴後のパノラマX線写真。

歯科用CBCTによる上顎洞自然孔の撮影法

福留淳一（東京都開業）

28

Piattelli M, Favero GA, Scarano A, Orsini G, Piattelli A. Bone reactions to anorganic bovine bone (Bio-Oss) used in sinus augmentation procedures: a histologic long-term report of 20 cases in humans. Int J Oral Maxillofac Implants 1999;14(6):835-840.

症例の概要

　上顎洞の自然孔の役割は、上顎洞内の汚物を鼻腔内への排出である。上顎洞へ不用意なことを行うと、細胞変性が起こるので注意が必要とされる。また、上顎洞へのアプローチを必要とする患者の上顎洞粘膜のむくみが術前にかなり生じていた場合、術によるむくみの増加で自然孔が封鎖されてしまう恐れがある。よって上顎洞へ何らかのアプローチをする場合、上顎洞粘膜の事前の厚み、自然孔の状態の情報を得ていたほうが有利であろう。

処置内容とその根拠

　本発表では撮影エリアが限られた歯科用CTで自然孔の撮影方法について述べる。筆者が使用しているCTはモリタ3DX。撮影エリアは6×6cm。このエリアで安定して撮影できるように位置を調べた。対象者は上顎洞へのアプローチを行う27〜72歳の12名、左右24個の上顎洞自然孔について調べた。水平方向は中心から15〜22mm、鉛直方向では眼窩下縁より上方5〜15mmに、矢状方向では上顎5〜6番に位置していた。

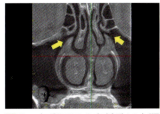
図1　矢印で示す自然孔は上顎洞で加温加湿された外気や繊毛運動による異物の通り道となる。

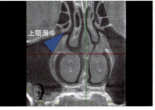
図2　この道は三次元的には円錐形。よってこの部分の立体構造は上顎漏斗とよばれる。

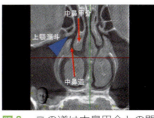
図3　この道は中鼻甲介との間の中鼻道を経て鼻腔、咽頭につながる。

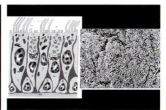
図4　左は上顎洞粘膜の模式図。右は上顎洞粘膜のSEM像。

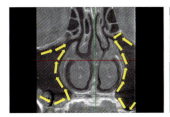
図5　繊毛運動方向はそれぞれの部位で一定で矢印の向きに異物を自然孔へ運ぶ。

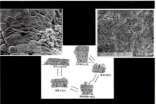
図6　左は慢性副鼻腔患者のSEM像。右は上皮の変性剥離。下は上顎洞粘膜の病的変化模式図。

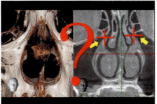
図7　自然孔の三次元的位置は？

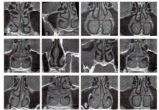
図8　上顎洞へのアプローチを行う27〜72歳の12名、左右24個の上顎洞自然孔について調べた。

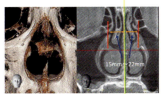
図9　水平方向は中心から15〜22mmに位置していた。

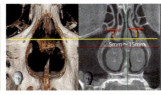
図10　鉛直方向では眼窩下縁より上方5〜15mmに位置していた。

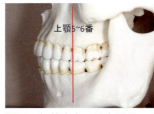
図11　矢状方向では上顎5〜6番に位置していた。

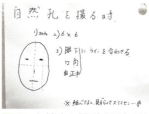
図12　自然孔を撮影するために歯科衛生士が描いた図。

1. Bone augmentation
2. Sinus augmentation
3. Immediate implant placement
4. Implant overdenture
5. Implant follow-up
6. Computer aided surgery
7. Implant soft tissue management

29 ピエゾサージェリーを応用したサイナスリフト後のインプラント症例

藤田陽一（神奈川県開業）

Jensen OT, Shulman LB, Block MS, Iacono VJ. Report of the Sinus Consensus Conference of 1996. Int J Oral Maxillofac Implants 1998;13 Suppl:11-45.

症例の概要

2012年9月10日初診。患者は60歳、女性。全身症状などはなく、非喫煙者。主訴は①②③ブリッジに動揺。正中の離開も気になる。奥歯でもしっかり咬めるようにしたい。

患者は5年前抜歯を行った後、床義歯を作成するも使用せず現在に至る。バーティカルストップの喪失による、前歯部のフレアアウトを認める。

処置内容とその根拠

「6 7 欠損部にインプラント2本埋入。続いて7 6 5 4 は上顎洞までの骨の厚さ1～2mmのため、側方よりピエゾサージェリーで開窓してサイナスリフトを行い4本埋入。その後順次インプラントも含め、臼歯部をテンポラリークラウンに置き換え咬合平面の調整を行い、咬合再構成を図る。顎位の安定確認後①②③ブリッジ抜歯、その後即時埋入。

審美性を考え、3 2 1も左上同様セラミック冠とした。上顎洞までの垂直的骨量が不足しても、正しい手順で行えばその予知性は高いものであると考えられる。

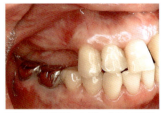
図1　初診時、右側口腔内写真。7 6 5 4欠損。

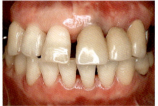
図2　初診時、正面口腔内写真。正中離開。①②③ブリッジは動揺あり。

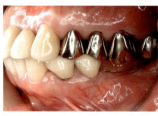
図3　初診時、左側口腔内写真。6 7欠損。

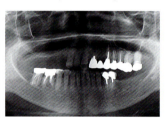
図4　初診時、パノラマX線写真。全顎にわたり4mm近い歯周ポケットが確認できた。

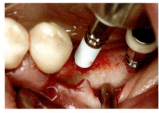
図5　左下欠損部。Spline Implant（φ3.75×11.5mm）2本埋入。

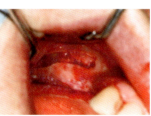
図6　右上欠損部。ピエゾサージェリーでラテラルウインドウ形成。

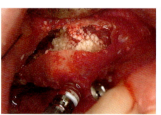
図7　右上上顎洞内には、β-TCPとHA製剤、ミノペンを混入したものを填入した。

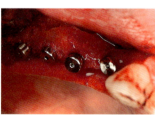
図8　右上欠損部。Spline Implant（φ3.75×10mm）4本埋入。

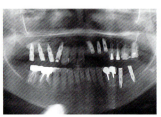
図9　①②③ブリッジは抜歯し、インプラント3本埋入。

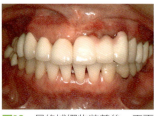
図10　最終補綴物装着後。正面口腔内写真。

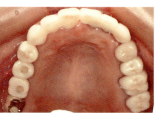
図11　最終補綴物装着後。上顎口腔内写真。金属冠はほぼセラミックに置き換えている。

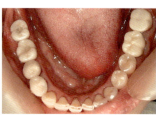
図12　最終補綴物装着後。下顎口腔内写真。

サイナスグラフトした部位の骨の吸収量と喫煙の関係

森田荘一朗(千葉県勤務)

Kan JY, Rungcharassaeng K, Lozada JL, Goodacre CJ. Effects of smoking on implant success in grafted maxillary sinuses. J Prosthet Dent 1999；82(3)：307-311.

症例の概要

Kanらの報告によると、サイナスグラフトを併用しインプラント治療を行った場合の成功率は5年間で76.0％となっている。しかしこれを喫煙者と非喫煙者に分けると、成功率は65.3％と82.7％と差があり、喫煙がインプラントの成功率に影響していると結論づけている。このことから、今回サイナスグラフトを行った部位の骨吸収量にも喫煙が関係していると考え、CT画像にてサイナスグラフト直後と4ヵ月後の骨の変化量を測定した。

処置内容とその根拠

サイナスグラフトを行った患者12名を喫煙者群(A) 6名と非喫煙者群(B) 6名に分け、基準線の設定(図1)を行いH、W、Lmm(図2、3)を計測した。その結果、Hは(A)−2.1±1.6mm／(B)−1.1±0.8mm、Wは(A)−2.4±1.5mm／(B)−0.4±0.3mm、Lは(A)−1.2±0.5mm／(B)−1.0±0.1mmとなり、今回の計測では喫煙者群の方が骨の吸収がみられるという結果となった。

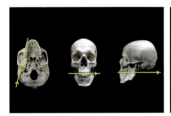
図1 咬頭を結ぶ線、左右の大臼歯を結ぶ線、中切歯-大臼歯を結ぶ線を基準とした。

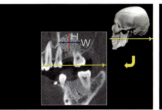
図2 サジタル画像にて最大幅径をWmm、上顎洞底からの最大高径をHmmとした。

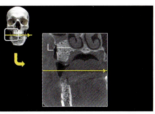
図3 コロナル画像にて最大幅径をLmmとした。

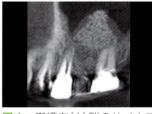
図4 喫煙者(A)群のサイナスグラフト直後のサジタル画像。

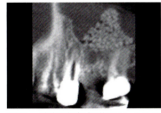
図5 喫煙者(A)群のサイナスグラフト4ヵ月後のサジタル画像。

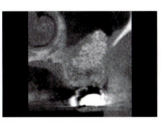
図6 喫煙者(A)群のサイナスグラフト直後のコロナル画像。

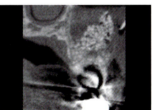
図7 喫煙者(A)群のサイナスグラフト4ヵ月後のコロナル画像。

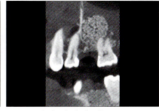
図8 喫煙者(B)群のサイナスグラフト直後のサジタル画像。

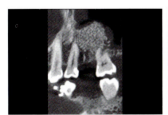
図9 喫煙者(B)群のサイナスグラフト4ヵ月後のサジタル画像。

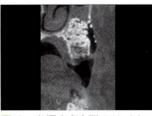
図10 喫煙者(B)群のサイナスグラフト直後のコロナル画像。

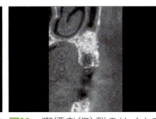
図11 喫煙者(B)群のサイナスグラフト4ヵ月後のコロナル画像。

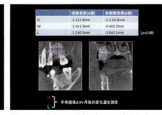
図12 今回の計測では喫煙者のほうが造成した骨の吸収量が大きいという結果となった。

1. Bone augmentation
2. Sinus augmentation
3. **Immediate implant placement**
4. Implant overdenture
5. Implant follow-up
6. Computer aided surgery
7. Implant soft tissue management

③ Immediate implant placement

即時インプラント埋入：
抜歯直後もしくは抜歯後24時間以内にインプラントを埋入する術式。唇頬側に生ずるギャップの大きさや残存骨壁の状態に応じて、フラップ剥離の有無、各種骨移植材あるいは遮断膜併用の有無が決定される。

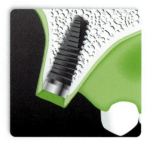

今読むべきインパクトの高いベスト10論文

1 Kan JY, Rungcharassaeng K, Lozada J. Immediate placement and provisionalization of maxillary anterior single implants: 1-year prospective study. Int J Oral Maxillofac Implants 2003;18(1):31-39.
上顎前歯部単独インプラントの即時埋入とプロビジョナルレストレーション装着：1年の前向き研究

2 Chen ST, Wilson TG Jr, Hämmerle CH. Immediate or early placement of implants following tooth extraction: review of biologic basis, clinical procedures, and outcomes. Int J Oral Maxillofac Implants 2004;19 Suppl:12-25.
抜歯後即時もしくは早期インプラント埋入：生物学的基礎、臨床術式、臨床結果のレビュー

3 Evans CD, Chen ST. Esthetic outcomes of immediate implant placements. Clin Oral Implants Res 2008;19(1):73-80.
即時インプラント埋入の審美的結果

4 Schropp L, Kostopoulos L, Wenzel A. Bone healing following immediate versus delayed placement of titanium implants into extraction sockets: a prospective clinical study. Int J Oral Maxillofac Implants 2003;18(2):189-199.
抜歯部位にチタンインプラントを即時と遅延で埋入した際の骨治癒：前向き臨床試験

5 Lindeboom JA, Tjiook Y, Kroon FH. Immediate placement of implants in periapical infected sites: a prospective randomized study in 50 patients. Oral Surg Oral Med Oral Pathol Oral Radiol Endod 2006;101(6):705-710.
根尖病変が存在する部位へのインプラントの即時埋入：50名の患者における前向きランダム化試験

6 Brägger U, Hämmerle CH, Lang NP. Immediate transmucosal implants using the principle of guided tissue regeneration (II). A cross-sectional study comparing the clinical outcome 1 year after immediate to standard implant placement. Clin Oral Implants Res 1996;7(3):268-276.
組織再生誘導法の原則を用いた即時経粘膜的インプラント治療。即時埋入と通常埋入を1年の臨床的結果で比較した横断研究

7 Covani U, Bortolaia C, Barone A, Sbordone L. Bucco-lingual crestal bone changes after immediate and delayed implant placement. J Periodontol 2004;75(12):1605-1612.
即時および遅延インプラント埋入後における頬舌側の歯槽骨頂変化

8 Chen ST, Darby IB, Reynolds EC, Clement JG. Immediate implant placement postextraction without flap elevation. J Periodontol 2009;80(1):163-172.
フラップレスでの抜歯後即時インプラント埋入

9 Lang NP, Tonetti MS, Suvan JE, Pierre Bernard J, Botticelli D, Fourmousis I, Hallund M, Jung R, Laurell L, Salvi GE, Shafer D, Weber HP; European Research Group on Periodontology. Immediate implant placement with transmucosal healing in areas of aesthetic priority. A multicentre randomized-controlled clinical trial I. Surgical outcomes. Clin Oral Implants Res 2007;18(2):188-196.
審美領域における経粘膜的治癒による即時インプラント埋入：多施設ランダム化比較臨床試験I. 外科的結果

10 Kan JY, Rungcharassaeng K, Lozada JL, Zimmerman G. Facial gingival tissue stability following immediate placement and provisionalization of maxillary anterior single implants: a 2- to 8-year follow-up. Int J Oral Maxillofac Implants 2011;26(1):179-187.
上顎前歯部単独歯欠損に即時埋入後プロビジョナルレストレーションを装着した後の唇側歯肉組織の安定性：2～8年間のフォローアップ

Immediate placement of implants in periapical infected sites: a prospective randomized study in 50 patients

根尖病変が存在する部位へのインプラントの即時埋入：50名の患者における前向きランダム化試験

Lindeboom JA, Tjiook Y, Kroon FH.

目的： インプラントが慢性根尖性歯周炎部位に埋入された際の臨床的成功率を決定すること。

研究デザイン： 50名の患者（25名の女性、25名の男性、平均年齢は39.7±14.5歳）がこの前向き比較試験に参加した。ランダム化後、25本のFriait 2 Synchroインプラントを抜歯後即時埋入し（IP）、25本のFrialit 2 Synchroインプラントを抜歯後3ヵ月の治癒期間をおいて埋入した（DP）。32本のインプラントを上顎前歯部に、また18本のインプラントを小臼歯部に埋入した。インプラントの生存率、平均ISQ値、歯肉の審美性、X線レベルでの骨吸収、ならびに根尖病変の微生物学的特徴を両群で評価した。

結果： 全体でIPの2本のインプラントのみが喪失したことから、IPインプラントの生存率は92%、DPインプラントの生存率は100%であった。平均ISQ値、歯肉の審美性、X線レベルでの骨吸収、ならびに根尖病変部の培養に関しては、IPとDPインプラント間に統計学的有意差はなかった。

結論： 慢性の根尖病変部位における即時インプラント埋入は、適応可能な治療である可能性が示唆される。

（Oral Surg Oral Med Oral Pathol Oral Radiol Endod 2006 ;101(6):705-710.）

Objective:To determine clinical success when implants are placed in chronic periapical infected sites.
Study design:Fifty patients (25 females, 25 males, mean age 39.7 +/- 14.5 years) were included in this prospective controlled study. After randomization, 25 Frialit-2 Synchro implants were immediately placed (IP) after extraction, and 25 Frialit-2 Synchro implants were placed after a 3-month healing period (DP). Thirty-two implants were placed in the anterior maxilla and 18 implants were placed in the premolar region. Implant survival, mean Implant Stability Quotient (ISQ) values, gingival aesthetics, radiographic bone loss, and microbiologic characteristics of periapical lesions were evaluated for both groups.
Results:Overall, 2 implants belonging to the IP group were lost, resulting in a survival rate of 92% for IP implants versus 100% for DP implants. Mean ISQ, gingival aesthetics and radiographic bone resorption, and periapical cultures were not significantly different with the IP and DP implants.
Conclusions:Immediate implant placement in chronic periapical lesions may be indicated.

Immediate implant placement with transmucosal healing in areas of aesthetic priority. A multicentre randomized-controlled clinical trial I. Surgical outcomes

審美領域における経粘膜的治癒による即時インプラント埋入：多施設ランダム化比較臨床試験Ⅰ。外科的結果

Lang NP, Tonetti MS, Suvan JE, Pierre Bernard J, Botticelli D, Fourmousis I, Hallund M, Jung R, Laurell L, Salvi GE, Shafer D, Weber HP; European Research Group on Periodontology.

目的：抜歯部位に即時埋入されたスタンダードシリンダースクリュータイプインプラントとテーパードティッシュレベルインプラント（Straumann Dental）を比較すること。

材料および方法：本ランダム化比較臨床試験では、3年の観察期間で臨床的評価を行った。本レポートは、骨造成、治癒期間に起こる事象、インプラントの安定性および3ヵ月までの患者から見た臨床結果について論ずる。

9施設で208本の即時埋入を行った。調整ミーティングを行い、すべての外科術式、手術後の術式、ならびに評価パラメーターを施設間で統一した。対象歯を注意深く脱臼した後に、施設研究の一覧表に従って使用材料がランダムに割り付けられた。SLAインプラントは抜歯窩底部や口蓋側壁に初期固定が得られるまで埋入された。もし抜歯窩がインプラントよりも1mm以上大きい場合には、同時の骨再生誘導法を施した（Bio-OssおよびBio-Gide使用）。その後フラップを縫合した。経粘膜的治癒の間、感染防止のために必要なあらゆる措置が取られた。手術時、骨造成の必要性と創部閉鎖の程度を確認した。インプラントの安定性は、手術時と術後3ヵ月の時点で共鳴振動周波数分析（RFA）により臨床的に評価した。創部治癒は術後1、2、6、12週で評価した。

結果：統計データからは、スタンダードシリンダーインプラントを埋入された患者とテーパードインプラントを埋入された患者間に統計学的有意差は認められなかった。すべてのインプラントは1週間後に約15%の創部裂開をともない合併症なく治癒した。2週間後で93%、6週間後で96%、12週間後で100%の割合でフラップは閉鎖した。両インプラントデザインの90%で骨造成が必要であった。インプラント埋入直後におけるシリンダータイプインプラントとテーパードインプラントのRFA値は55.8と56.7であり、3ヵ月後では59.4と61.1であった。2種類のインプラントで患者から見た臨床的結果は変わらなかった。しかしながら、テーパードインプラントの適切性に関しては、手術担当医の認識に明らかな好みが生じていた。

結論：このRCT研究により、抜歯後即時インプラント埋入後短期間での臨床的結果は、標準型シリンダースクリュータイプのインプラントでもテーパードインプラントでも同等であることが証明された。

（Clin Oral Implants Res 2007;18(2):188-196.）

Objectives: To compare the clinical outcomes of standard, cylindrical, screw-shaped to novel tapered, transmucosal (Straumann Dental((R))) implants immediately placed into extraction sockets.
Material and methods: In this randomized-controlled clinical trial, outcomes were evaluated over a 3-year observation period. This report deals with the need for bone augmentation, healing events, implant stability and patient-centred outcomes up to 3 months only.
Nine centres contributed a total of 208 immediate implant placements. All surgical and post-surgical procedures and the evaluation parameters were discussed with representatives of all centres during a calibration meeting. Following careful luxation of the designated tooth, allocation of the devices was randomly performed by a central study registrar. The allocated SLA titanium implant was installed at the bottom or in the palatal wall of the extraction socket until primary stability was reached. If the extraction socket was >= 1 mm larger than the implant, guided bone regeneration was performed simultaneously (Bio Oss((R)) and BioGide((R))). The flaps were then sutured. During non-submerged transmucosal healing, everything was done to prevent infection.
At surgery, the need for augmentation and the degree of wound closure was verified. Implant stability was assessed clinically and by means of resonance frequency analysis (RFA) at surgery and after 3 months. Wound healing was evaluated after 1, 2, 6 and 12 weeks post-operatively.
Results: The demographic data did not show any differences between the patients receiving either standard cylindrical or tapered implants. All implants yielded uneventful healing with 15% wound dehiscences after 1 week. After 2 weeks, 93%, after 6 weeks 96%, and after 12 weeks 100% of the flaps were closed. Ninety percent of both implant designs required bone augmentation. Immediately after implantation, RFA values were 55.8 and 56.7 and at 3 months 59.4 and 61.1 for cylindrical and tapered implants, respectively. Patient-centred outcomes did not differ between the two implant designs. However, a clear preference of the surgeon's perception for the appropriateness of the novel-tapered implant was evident.
Conclusions: This RCT has demonstrated that tapered or standard cylindrical implants yielded clinically equivalent short-term outcomes after immediate implant placement into the extraction socket.

Facial gingival tissue stability following immediate placement and provisionalization of maxillary anterior single implants: a 2- to 8-year follow-up

上顎前歯部単独歯欠損に即時埋入後プロビジョナルレストレーションを装着した後の唇側歯肉組織の安定性：2～8年間のフォローアップ

Kan JY, Rungcharassaeng K, Lozada JL, Zimmerman G.

目的：この報告は、審美領域において単独インプラントを即時埋入後プロビジョナルレストレーションを装着し、インプラントの成功率とインプラント周囲の反応を調べた、1年間の前向き研究のフォローアップである。インプラント周囲組織における歯肉のバイオタイプの効果も同時に評価した。

材料および方法：術前診査（T0）、抜歯後即時インプラント埋入およびプロビジョナルレストレーション装着直後（T1）、インプラント手術後1年（T2）、ならびに直近のフォローアップ時（T3）において、35名の患者を臨床的およびX線学的に評価した。データはT検定と反復測定分散分析で解析し、有意水準は0.05とした。

結果：平均フォローアップ期間は4年（2～8.2年）で、すべてのインプラントは機能していた。T3において、近心と遠心の平均辺縁骨レベル変化はT2と比較して有意に大きかった。T3において、近心と遠心の平均乳頭レベル変化はT2と比較して有意に小さかった。一方、唇側の平均歯肉レベルの変化はT2と比較して有意に大きかった。T2とT3の両方で、もともと厚いバイオタイプは薄いバイオタイプと比較して、唇側歯肉のレベル変化が有意に小さかった。

結論：本術式では、好ましいインプラントの成功率とインプラント周囲組織の反応が得られた。本術式は全体的には乳頭再生の可能性を示唆する結果となったが、持続的な唇側歯肉の退縮も認められた。歯肉のバイオタイプがインプラント周囲組織の厚みに与える影響は唇側歯肉の退縮に限局して認められ、乳頭レベルや辺縁骨レベルには影響を与えなかった。

（Int J Oral Maxillofac Implants 2011;26(1):179-187.）

Purpose: This is a follow-up of an earlier 1-year prospective study on implant success rates and the peri-implant response after immediate placement and provisionalization of single implants in the esthetic zone. The effects of gingival biotype on the peri-implant tissues were also evaluated.

Materials and Methods: Thirty-five patients were evaluated clinically and radiographically at presurgical examination (T0), immediately after immediate implant placement and provisionalization (T1), 1 year after implant surgery (T2), and the latest follow-up appointment (T3). Data were analyzed using t tests and repeated-measures analysis of variance at the significance level of alpha = .05.

Results: After a mean follow-up time of 4 years (range, 2 to 8.2 years), all implants remained in function. At T3, the mean mesial and distal marginal bone level changes were significantly greater than those observed at T2. At T3, the mean mesial and distal papilla level changes were significantly smaller than those observed at T2, whereas the mean facial gingival level change was significantly greater than that observed at T2. Sites with a thick gingival biotype exhibited significantly smaller changes in facial gingival levels than sites with a thin gingival biotype at both T2 and T3.

Conclusions: Favorable implant success rates and peri-implant tissue responses can be achieved with this procedure. While the results suggest the possibility of spontaneous papilla regeneration over time following this procedure, continuing recession of the facial gingival tissue was also observed. The effect of gingival biotype on peri-implant tissue response seemed to be limited only to facial gingival recession and did not influence interproximal papilla or proximal marginal bone levels.

1. Bone augmentation
2. Sinus augmentation
3. Immediate implant placement
4. Implant overdenture
5. Implant follow-up
6. Computer aided surgery
7. Implant soft tissue management

31 上顎小臼歯部への抜歯後即時インプラント埋入症例

鵜飼周太郎(滋賀県勤務)

Schropp L, Wenzel A, Kostopoulos L, Karring T. Bone healing and soft tissue contour changes following single-tooth extraction: a clinical and radiographic 12-month prospective study. Int J Periodontics Restorative Dent 2003;23(4):313-323.

症例の概要

初診：2013年6月25日

患者年齢および性別：58歳、男性

主訴：右上に違和感がある。

全身疾患等：特記事項なし、喫煙なし。

現症：6部のインプラントの治療が終了し全顎的な補綴治療を行う際、5部に数ヵ月前から咬合痛があり、メタルコア除去時に歯根破折が認められた。CT撮影を行ったところ、不透過像など他に炎症症状は認めない。上顎の側方歯群が内傾し、対向関係は下顎の歯列を抱え込む関係になっているが、咬合は安定している。

処置内容とその根拠

今回、抜歯後即時インプラント埋入を5部に行った。抜歯にともなう頬側骨の吸収を考慮し、口蓋側寄りに抜歯窩の骨縁上より約2mm深く埋入した。

頬側骨とインプラントの間に骨補填材料を充填し、CGFメンブレンにて被覆した後、縫合した。咬合の調和を得られなければ、予後への危険性があると考えられたため、咬合様式は前方運動および側方運動時のディスクルージョンが得られるように行った。今後はメインテナンス時に経過を注意深く追っていく必要があると考えられる。

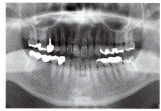
図1 初診時パノラマX線写真。

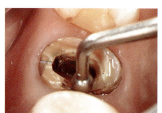
図2 5|メタルコア除去、歯根破折を確認。

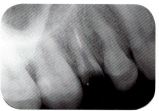
図3 5|デンタルX線写真。

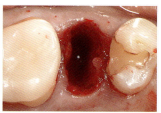
図4 愛護的に抜歯した抜歯窩。

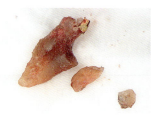
図5 歯根破折した抜去歯。

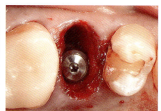
図6 インプラント埋入(Astra OsseoSpeed TX φ5.0×11mm)。

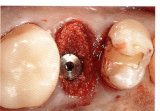
図7 インプラント埋入後骨補填材料を充填。

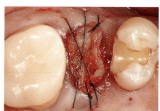
図8 頬舌側の歯肉をパウチ状に剥離し、あらかじめ作っておいたCGFメンブレンをパウチの内側に滑り込ませて縫合。

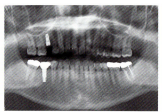
図9 インプラント埋入後のパノラマX線写真。

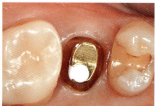
図10 アバットメント装着時。

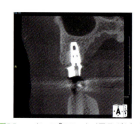
図11 インプラント埋入半年後のCT画像。

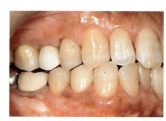
図12 犬歯誘導により、臼歯離開咬合を確立。

上顎犬歯部への抜歯後即時埋入症例

岡田　淳（栃木県開業）

Avila-Ortiz G, Elangovan S, Kramer KW, Blanchette D, Dawson DV. Effect of alveolar ridge preservation after tooth extraction: a systematic review and meta-analysis. J Dent Res 2014;93(10):950-958.

症例の概要

初診：2013年10月
患者年齢および性別：42歳、女性
主訴：左上前装冠の脱離。
所見：|3 歯根破折
経過：口腔内診査、CT撮影により唇側骨板の喪失が疑われたが、残る3壁の骨壁には問題がないことから、抜歯後即時埋入と唇側へのリッジプリザベーション（Bio-Oss + BIOMEND）を選択した。術後1年6ヵ月経過するが良好である。

処置内容とその根拠

　抜歯後即時埋入に関しては、「辺縁骨の吸収程度は抜歯後待時埋入時と同等である」こと、「術後の感染合併症に差はない」ことが報告されている。また、リッジプリザベーションのシステマティックレビューでは、1）抜歯窩に移植材料を填入する、2）フラップを挙上して移植材料を填入し、抜歯窩をメンブレンで閉鎖する、3）異種移植材料か同種移植材料を使用することが抜歯後の硬組織変化を抑制する条件であると述べている。

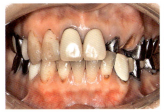
図1　初診時正面観。|23の前装冠の脱離を認める。

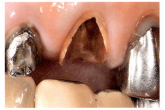
図2　初診時左側方面観。|3は歯根破折を認めた。

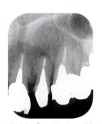
図3　術前デンタルX線写真。

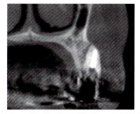
図4　術前CT画像。唇側骨板の喪失を認める。

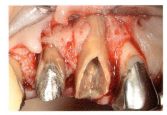
図5　術中写真。垂直性歯根破折と唇側骨の喪失を認める。

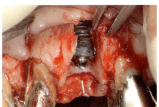
図6　術中写真。抜歯後即時埋入を選択した。

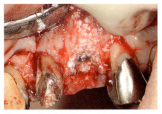
図7　術中写真。唇側にBio-Oss + BIOMENDにてリッジプリザベーションを選択。

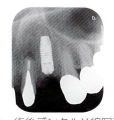
図8　術後デンタルX線写真。

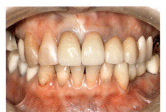
図9　術後正面観。

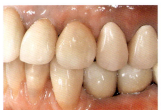
図10　術後左側方面観。

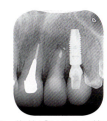
図11　術後デンタルX線写真。

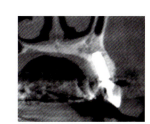
図12　術後CT画像。十分な唇側骨板の形成を認める。

1. Bone augmentation
2. Sinus augmentation
3. Immediate implant placement
4. Implant overdenture
5. Implant follow-up
6. Computer aided surgery
7. Implant soft tissue management

33 審美領域への抜歯後即時インプラント埋入

苧坂 通（千葉県開業）

Canullo L, Rasperini G. Preservation of peri-implant soft and hard tissues using platform switching of implants placed in immediate extraction sockets: a proof-of-concept study with 12- to 36-month follow-up. Int J Oral Maxillofac Implants 2007;22(6):995-1000.

症例の概要

初診：2012年3月
患者年齢および性別：24歳、女性
主訴：前歯の違和感と変色に対してインプラント治療を希望。
既往歴、全身所見：特記事項なし。

処置内容とその根拠

上顎前歯部に対するインプラント治療には、年々審美的な要求が高まっている。しかし硬・軟組織のリカバーに対し何度も患者に外科的な侵襲を与えるのは厳しい。

そのため今回は歯肉の厚みを確保しやすいプラットフォームシフティングタイプの Osstem TSⅢ インプラントを用いて、外科的な侵襲を周囲組織にできるだけかけないように注意しながら既存骨内に抜歯後即時埋入を行った。その際、唇側歯肉縁形態を保持するため、図に示すような工夫を行った。

補綴はジルコニアを用いて修復した。上部構造装着より約3年経過した現在も良好な状態で経過している。

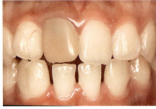
図1　初診時の正面観。他医の紹介により、前歯の審美障害でインプラント治療を希望し来院。

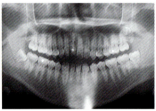
図2　初診時のパノラマX線写真。慎重な抜歯が予想された。

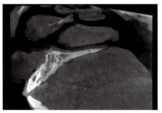
図3　同CT画像。唇側骨も薄かった。

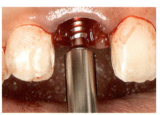
図4　抜歯後即時インプラント埋入。周囲組織にダメージがないように抜歯を行い、スレッドフォーマーにて脆弱な骨質を圧縮・拡大しながら改善し、インプラント窩を形成する。

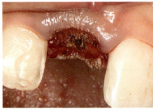
図5　β-TCPを填入した後、フィクスチャーのセルフタップ機能を利用して埋入。ヒーリングキャップの上にアテロコラーゲンを填入。

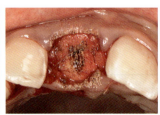
図6　咬合面観。レーザー固定を行った。

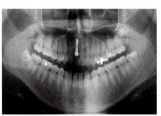
図7　インプラント埋入時のパノラマX線写真。直径が大きめのヒーリングキャップを用いた。

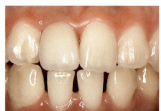
図8　約5ヵ月後、ジルコニアによる上部構造装着時の正面観。

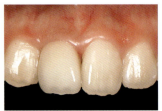
図9　術後約3年後の正面観。

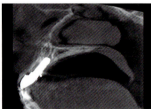
図10　同CT画像。

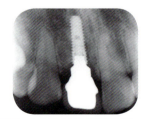
図11　同デンタルX線写真。

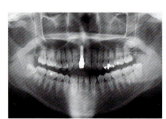
図12　同パノラマX線写真。

上顎小臼歯への抜歯後即時インプラント埋入および GBR の併用症例

尾﨑哲英（東京都開業）

Schropp L, Wenzel A, Kostopoulos L, Karring T. Bone healing and soft tissue contour changes following single-tooth extraction: a clinical and radiographic 12-month prospective study. Int J Periodontics Restorative Dent 2003;23(4):313-323.

症例の概要

初診：2013年4月
患者年齢および性別：74歳、女性
主訴：左上が咬むと痛む。

|5 が近遠心的に破折しており、術前のデンタルX線診査においては遠心部に骨の吸収像が確認された。ボーンサウンディングによる診査では、頬側と口蓋側、近心側はそれぞれ3mm、遠心側は5mm であった。

処置内容とその根拠

ペリオトームを用いて慎重に抜歯し、インプラント体を埋入した。十分な初期固定が得られた。インプラント体と骨とのギャップが頬・口蓋側ともに約3mm あったため、移植材料を填入し d-PTFE メンブレンを用いて歯槽堤保存処置を行った。d-PTFE メンブレンの使用は移植材料の保持と、頬側の角化歯肉の保存を目的とした。補綴処置後1年4ヵ月という短い経過であるが、現在のところ CT 画像においても問題なく経過しており、今後も注意深く経過を観察していきたい。

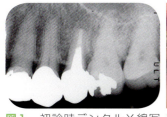
図1 初診時デンタルX線写真。|5 遠心部に骨の吸収が見られる。

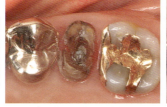
図2 |5 咬合面観口腔内写真。近遠心的に破折が確認でき、遠心側のボーンサウンディングは 5mm であった。

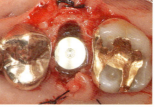
図3 インプラント体埋入後。頬舌側ともに約3mm のギャップが見られる。

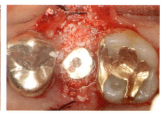
図4 移植材料填入時。デコルチケーションを行ったうえで移植材料（Bio-Oss）を填入した。

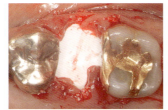
図5 d-PTFE 膜設置時。メンブレン（CYTOPLAST GBR-200）を設置し縫合（プロリーン6-0）を行った。

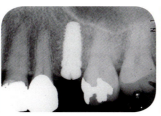
図6 埋入直後デンタルX線写真。2mm のヒーリングアバットメントを装着した。

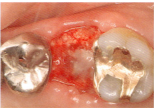
図7 メンブレン除去時。埋入後22日目にメンブレンの除去を行った。

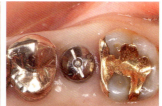
図8 二次手術時。埋入後6ヵ月で頭出しを行った。上皮組織の順調な治癒がみられる。

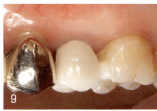
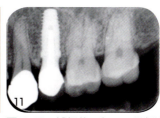
図9、10 埋入後2年、補綴後1年4ヵ月経過時。側方面観、咬合面観。頬側部の骨の吸収もみられず、角化歯肉の幅も維持されている。

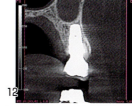
図11、12 補綴後1年4ヵ月経過時。デンタルX線写真、CT 画像。デンタルX線写真において近遠心的な骨の維持が、CT 画像において頬口蓋的な骨の維持が確認できる。

35 補綴後のアバットメントの破折と隣在歯の歯根破折を即時埋入でリカバリーした症例

笹谷和伸(栃木県開業)

Cardaropoli G, Lekholm U, Wennström JL. Tissue alterations at implant-supported single-tooth replacements: a 1-year prospective clinical study. Clin Oral Implants Res 2006;17(2):165-171.

症例の概要

6年前に前歯部の歯根破折に対しインプラントを埋入し、ジルコニアアバットメントとジルコニア製の補綴物を装着、審美回復を得られた。しかし補綴物装着約1年6ヵ月後にアバットメントの破折、さらに約5年後に隣在歯の歯根破折を起こした。そのため、アバットメントと補綴物の再製、インプラント処置を行い、再度審美回復を行った。

処置内容とその根拠

⌊1部の破折したアバットメントを除去し、プロビジョナルレストレーションにて歯肉の修正を行い、チタン製アバットメントを装着後、ジルコニア製の補綴物を装着した。

約2年半後1⌋の歯根破折が起こったため、抜歯の必要性と欠損部について患者と相談のうえインプラント埋入することにした。患者は固定式の暫間補綴物を望んだため、①1②の暫間補綴物を製作後、1⌋にインプラントを埋入しチタン製アバットメントの装着後、補綴物を装着した。

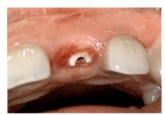 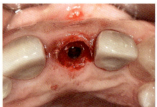 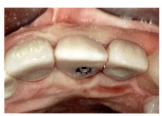 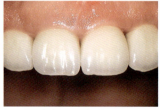

図1 「歯が取れた」と来院。⌊1部のジルコニア製アバットメントから破折していた。

図2 破折したアバットメントを除去した。

図3 プロビジョナルレストレーションにて歯肉形態の再修正を行う。

図4 強度に不安があるためチタン製アバットメント埋入後、補綴した。

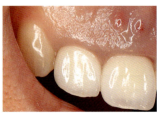 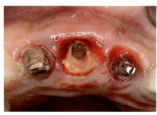 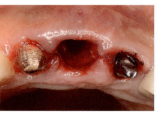 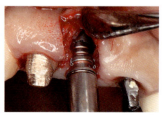

図5 約2年半後、「1⌋がぐらついて腫れた」と来院。動揺と唇側に瘻孔を認める。

図6 破折した歯冠部の除去。唇側の破折が深く、抜歯の適応となる。

図7 周囲組織を破損しないように抜歯した。

図8 アンキロスインプラント(φ3.5×11mm)を即時埋入した。

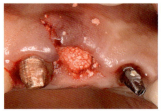 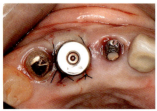 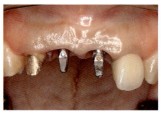 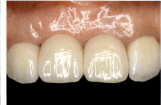

図9 唇側欠損部に補填材料を填入した。

図10 エンベロープ法にて唇側に結合組織を移植しつつヒーリングキャップを装着した。

図11 強度を考慮しチタン製アバットメントを埋入した。

図12 最終補綴物を装着した。

上顎小臼歯部歯根破折に対する抜歯後即時インプラント埋入

佐藤文明（東京都開業）

Kan JY, Rungcharassaeng K, Sclar A, Lozada JL. Effects of the facial osseous defect morphology on gingival dynamics after immediate tooth replacement and guided bone regeneration: 1-year results. J Oral Maxillofac Surg 2007;65(7 Suppl 1):13-19.

症例の概要

歯根破折により頬側骨吸収が進むと、抜歯後待時インプラント埋入では侵襲の大きい骨造成が必要になることもある。今回、頬側骨保全を目的として抜歯後即時インプラント埋入を適応した症例を報告する。2013年初診、51歳女性。3週間前より 5| の歯肉が腫れてきた。現症として、5| 頬側中央で9mmのポケットがあり、頬側歯肉に瘻孔（＋）、排膿（＋）、動揺（＋）。夜間クレンチング、TCH（歯列接触癖）の自覚あり。

処置内容とその根拠

幅の狭いV字骨欠損では0.5mm以上の退縮が8.3％に起こり、薄い頬側骨の垂直的骨減少は平均2.1mmであるとの報告から、本例では頬側骨壁より離して口蓋側寄りに、頬側骨縁より3mm深く埋入した。辺縁骨吸収抑制のため、プラットフォームシフティングタイプインプラントを用い、Bio-Ossによる骨補填と吸収性コラーゲン膜設置を行い、4ヵ月後上部構造を装着した。

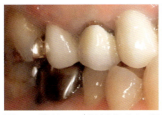
図1 術前。5| 頬側歯肉に瘻孔、頬側中央では深いポケットがありV字型骨欠損が存在。

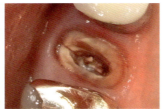
図2 歯根破折の原因としてパラファンクション、TCHの関与が疑われ、その是正が必要である。

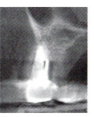
図3 術前CT画像。一部骨の裂開はあるが厚さ1mm程度の頬側骨が存在している。

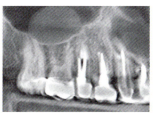
図4 右上顎洞に貯留嚢胞が存在。7|6| は生活歯。4| 根尖に透過像があるが、自他覚症状はない。

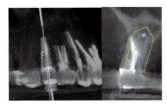
図5 CTシミュレーション。頬側骨壁保存のため、頬側骨壁からは2mm程度離し口蓋側寄りに埋入。

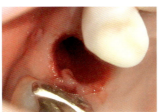
図6 フラップレスにて愛護的な抜歯後、プラットフォームシフティングインプラントを埋入。

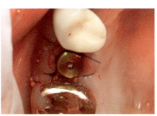
図7 3mm深く埋入し、頬側のギャップにBio-Ossを充填。吸収性コラーゲン膜設置後、縫合した。

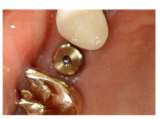
図8 4週間後。頬側へのブレに注意しサージカルドライバーを用いて手動でNobel Active RPを埋入した。

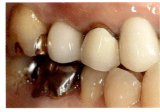
図9 埋入後4ヵ月。チッピングなどの破損を考慮し、スクリューリテンションの上部構造を装着。

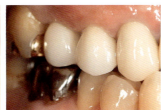
図10 2年経過時。夜間ブラキシズム、TCHなどのコントロールにより経過は良好である。

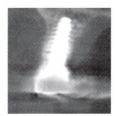
図11 2年経過時CT画像。頬側の骨は厚く保存されており、ペリオテスト値も－2.8と良好な状態。

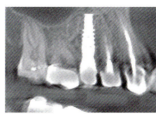
図12 5| が原因の上顎洞内の貯留嚢胞は消失。6ヵ月おきに定期的な検診を行っている。

1. Bone augmentation
2. Sinus augmentation
3. Immediate implant placement
4. Implant overdenture
5. Implant follow-up
6. Computer aided surgery
7. Implant soft tissue management

37 上顎中切歯歯根破折に対する抜歯後即時インプラント埋入症例

半澤昌也（東京都開業）

Schropp L, Wenzel A, Kostopoulos L, Karring T. Bone healing and soft tissue contour changes following single-tooth extraction: a clinical and radiographic 12-month prospective study. Int J Periodontics Restorative Dent 2003;23(4):313-323.

症例の概要

患者は25歳男性、交通事故による前歯破折治療のため来院。1|は歯根破折、|1 2は歯冠破折していた。|1 2は歯髄症状があったため根管治療後、オールセラミックスにて補綴処置をする。1|は保存不可能であることを患者に説明し、インフォームドコンセントにより患者はインプラント治療を選択した。抜歯窩の周囲骨および周囲軟組織の維持と治療期間の短縮を目的として、抜歯後即時埋入によるインプラント埋入法を選択した。

処置内容とその根拠

抜歯窩の舌側寄りに、直径5mm長径11mmのインプラント体（カムログ社製）を埋入し、抜歯窩とインプラントの空隙には骨補填材料（Bio-Oss）を填入、プロビジョナルレストレーションのポンティック基底面にて封鎖する。歯間乳頭の退縮を抑えるために粘膜の治癒とともにポンティック基底面の形態修正を行いながら、5ヵ月の免荷期間を経て上部構造を装着した。その後メインテナンスへ移行し良好に機能している。

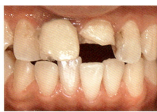

図1　1|は歯根破折し保存不可能と判断、|1 2は歯冠破折している。

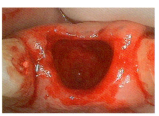

図2　保存不可能歯を抜歯した後の抜歯窩、骨壁に吸収などは特に認められない。

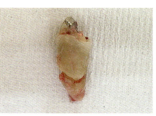

図3　抜歯された歯、歯根部で水平に破折している。

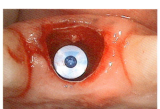

図4　できる限り舌側寄りの位置にインプラントを埋入、初期固定は十分に得られている。

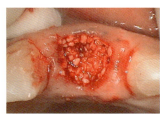

図5　抜歯窩とインプラントの空隙には骨補填材料（Bio-Oss）を填入する。

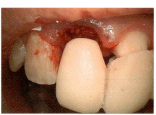

図6　プロビジョナルレストレーションのポンティック基底面にて封鎖する。

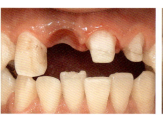

図7　5ヵ月の免荷期間を経て二次手術を行う。

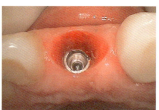

図8　印象前の歯肉の状態、周囲軟組織は良好に維持されている。

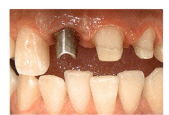

図9　アバットメント装着時、マージンは縁下深くにならないよう注意する。

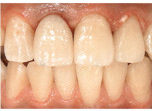

図10　最終補綴物装着時、セメントを慎重に除去する。

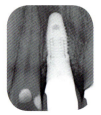

図11　最終補綴物装着時のデンタルX線写真。

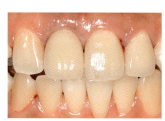

図12　術後1年経過時の口腔内写真、特に異常所見は認められず良好に機能している。

上顎中切歯欠損に対する抜歯後即時インプラント埋入症例

宮尾昌祥（神奈川県開業）

38

Chen ST, Wilson TG Jr, Hämmerle CH. Immediate or early placement of implants following tooth extraction: review of biologic basis, clinical procedures, and outcomes. Int J Oral Maxillofac Implants 2004;19 Suppl:12-25.

症例の概要

患者は40歳女性。1|の前装冠の動揺を主訴に来院。前装冠を除去したところ、歯肉縁下深くまで歯根が破折しており保存不可能と判断した。欠損補綴に関して患者はインプラントを希望した。

また、失活歯で変色がある1|には、ジルコニアセラミックによる歯冠補綴を希望した。

X線およびCBCTにて診断を行ったところ、病的な根尖病巣や骨吸収を認めなかったため、抜歯後即時インプラント埋入を計画した。

処置内容とその根拠

前歯部審美領域のため歯間乳頭を保存するよう慎重に抜歯を行い、アストラテックインプラント（3.5mm／15mm）を埋入した。抜歯窩とインプラントのギャップにはBio-Ossを填入した。4ヵ月の免荷期間終了後、プロビジョナルレストレーションにてエマージェンスプロファイルの調整を行った。審美的・機能的に問題ないことが確認できたところで、スクリュー固定式のジルコニアセラミッククラウンを製作した。

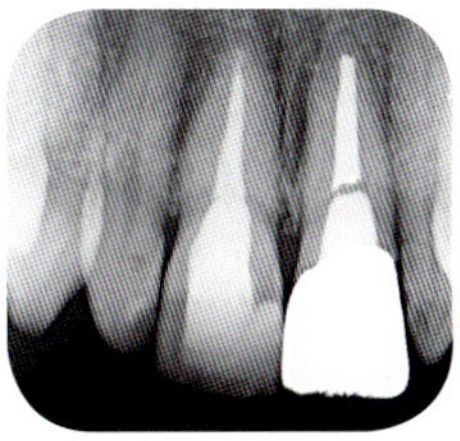

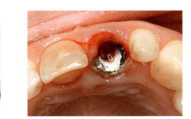
図1　術前デンタルX線写真。1|の歯根破折が疑われる。

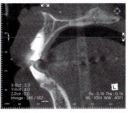
図2　破折線は歯肉縁下深くまでおよんでいた。

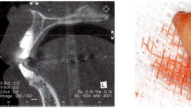
図3　術前CT画像。病的な骨吸収は認めず、抜歯後即時埋入の適応と判断した。

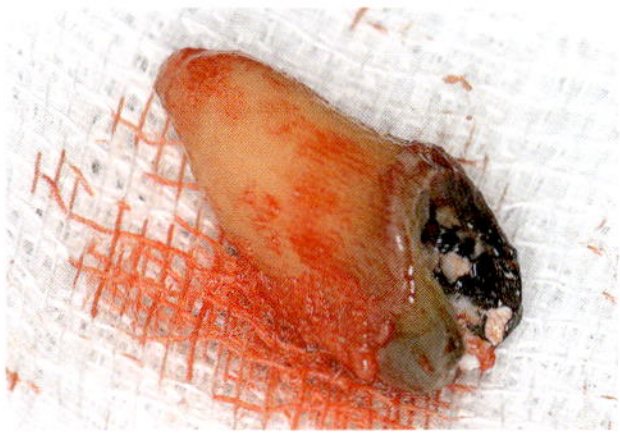

図4　抜去歯。

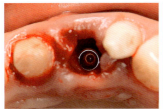
図5　唇側のリセッションを避けるため、口蓋側にインプラントを埋入した。

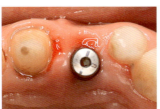
図6　免荷期間終了後（術後4ヵ月）の咬合面観。

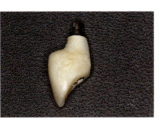
図7　プロビジョナルレストレーションにてエマージェンスプロファイルの調整を行った。

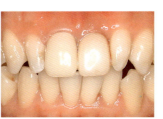
図8　歯間乳頭の再建を認め、審美的に患者の満足が得られた。

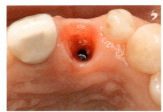
図9　歯肉の状態は落ち着いており、歯槽堤の厚みは保持されている。

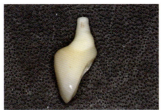
図10　プロビジョナルレストレーションを模倣した上部構造をジルコニアセラミックにて製作した。

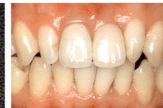
図11　最終補綴物装着。

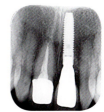
図12　術後デンタルX線写真。

1. Bone augmentation
2. Sinus augmentation
3. **Immediate implant placement**
4. Implant overdenture
5. Implant follow-up
6. Computer aided surgery
7. Implant soft tissue management

39 上顎中間欠損に対する抜歯後即時インプラント埋入症例

矢田孔太朗(滋賀県開業)

D. Buser, D. Wismeijer, U. Belser(編). 勝山英明, 船越栄次(監訳). ITI Treatment Guide Volume 3. 抜歯部位へのインプラント埋入. 東京：クインテッセンス出版, 2009 ; 20-30.

症例の概要

初診：2014年5月
患者年齢および性別：60代、女性
主訴：前歯部の違和感。既往歴は特になし。
現病歴：前歯部補綴の脱離しかけを認め、⎿3歯根破折の状態であった。テンポラリークラウン装着後中断。その後脱離で来院。その際に状態の良くなかった⎿4が残根状態になっていた。再度カウンセリングを行い、インプラント治療を選択したので、抜歯後即時埋入で行うことを説明し同意を得た。

処置内容とその根拠

⎿3は、手術時には抜歯後約6ヵ月経過していた。⎿3部は通常埋入し、⎿4部には抜歯後即時埋入で2回法にて埋入した。初期固定は約30Ncmであった。

免荷期間を約5ヵ月おき、ヒーリングキャップにてインプラント周囲の歯肉の安定を確認後、最終印象にてジルコニアアバットメント、オールセラミッククラウンを装着した。患者の満足は得られたが、まだ装着したばかりであり今後は経過を追っていく必要がある。

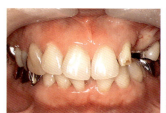 図1　初診時口腔内写真。正面。
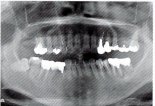 図2　初診時パノラマX線写真。
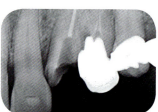 図3　⎿3抜歯前デンタルX線写真。
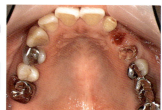 図4　⎿3除去後の上顎咬合面写真。
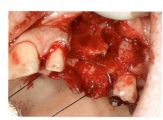 図5　手術時。⎿4抜歯後。
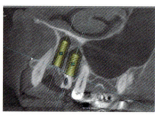 図6　CT分析画像。
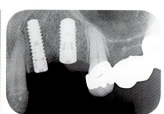 図7　埋入時デンタルX線写真。
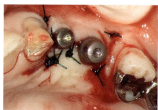 図8　二次手術時口腔内写真。
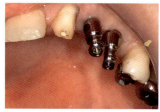 図9　印象時口腔内写真。
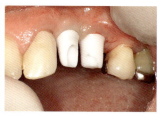 図10　アバットメント試適時。
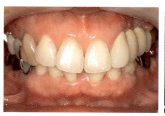 図11　最終補綴物セット後正面咬合面。
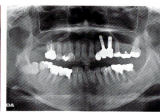 図12　最終補綴物セット後パノラマX線写真。

暫間インプラントを併用した抜歯後即時埋入症例

山口明子（茨城県勤務）

永田睦．暫間ミニインプラント療法．京都：永末書店，2007．／武田孝之，林揚春（編著），森田耕造，荒垣一彦，桜井保幸（著）．審美領域の抜歯即時埋入　成功の法則．10年の軌跡から．東京：医歯薬出版，2013

症例の概要

初診：2013年9月2日

患者年齢および性別：70歳、男性

主訴：左下の被せものがとれた。

　6̄は歯根破折のため保存不可能であった。7̄も欠損していたが、義歯は拒否された。経済的理由もあり6̄のみにインプラントを埋入することとした。術式は抜歯後即時埋入とした。術中、7̄に暫間インプラントを埋入し、抜歯窩上にテンポラリークラウンを製作することで良好な経過を得た。

処置内容とその根拠

　抜歯後即時埋入は抜歯後の歯槽骨の吸収を最小限にし、手術回数も減らせて患者への負担を軽減できる良い方法である。しかし、創部の閉鎖や感染といった問題もある。今回、CGFにて創部を閉鎖後、暫間インプラントを用いたテンポラリークラウンにて創部を保護することで良好な術後経過を得ることができた。また同時に、仮歯があることによる患者の満足も得られ、暫間インプラントを用いたテンポラリークラウンの製作は有効な方法であると思われた。

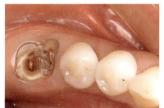
図1　初診時の口腔内写真。6̄の歯根に破折線が認められる。

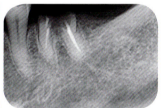
図2　デンタルX線写真。中隔部に透過像を認め、骨縁下まで及んでいる。

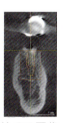
図3　術前CT画像。6̄部は十分な骨幅と下歯槽管との距離を認める。

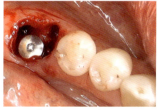
図4　抜去後インプラントを舌側寄りに埋入したところ。

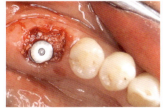
図5　抜歯窩の骨の不足部分にAFGとBio-Ossを混和したものを填入したところ。

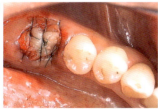
図6　AFGの上に創部を覆うようにCGFを縫合固定したところ。

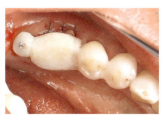
図7　6̄遠心にMTIインプラントを埋入し5̄と即時重合レジンで固定したところ。

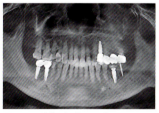
図8　手術直後のパノラマX線写真。

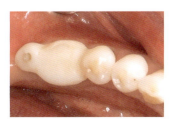
図9　術後4ヵ月後の口腔内写真。感染所見はなく経過は良好と思われる。

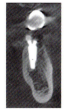
図10　左が術直後、右が4ヵ月後のCT画像。頬側の骨幅は十分に保たれている。

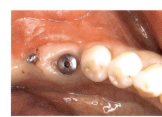
図11　テンポラリークラウンを除去。その後鉗子にてMTIインプラントを抜去した。

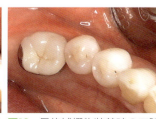
図12　最終補綴物装着時の口腔内写真。

1. Bone augmentation
2. Sinus augmentation
3. Immediate implant placement
4. **Implant overdenture**
5. Implant follow-up
6. Computer aided surgery
7. Implant soft tissue management

4 *Implant overdenture*

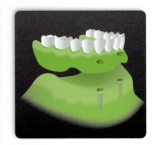

インプラントオーバーデンチャー：
単体もしくは連結したデンタルインプラントと関連組織上に装着し支持される、全顎もしくは部分的な可撤式補綴装置。

今読むべきインパクトの高いベスト10論文

1 Awad MA, Lund JP, Shapiro SH, Locker D, Klemetti E, Chehade A, Savard A, Feine JS. Oral health status and treatment satisfaction with mandibular implant overdentures and conventional dentures: a randomized clinical trial in a senior population. Int J Prosthodont 2003 ;16(4):390-396.
下顎インプラントオーバーデンチャーと従来型義歯の口腔衛生状態と治療満足度：高齢者におけるランダム化比較臨床試験

2 Gotfredsen K, Holm B. Implant-supported mandibular overdentures retained with ball or bar attachments: a randomized prospective 5 -year study. Int J Prosthodont 2000 ;13(2):125-130.
ボールまたはバーアタッチメントによるインプラントオーバーデンチャー：5年間のランダム化前向き研究

3 Chiapasco M, Abati S, Romeo E, Vogel G. Implant-retained mandibular overdentures with Brånemark System MKII implants: a prospective comparative study between delayed and immediate loading. Int J Oral Maxillofac Implants 2001 ;16(4):537-546.
ブローネマルク MKII インプラントによるインプラントオーバーデンチャー：遅延荷重と即時荷重の前向き比較試験

4 Naert I, Alsaadi G, Quirynen M. Prosthetic aspects and patient satisfaction with two-implant-retained mandibular overdentures: a 10-year randomized clinical study. Int J Prosthodont 2004 ;17(4):401-410.
2本のインプラントで支持されたオーバーデンチャーにおける補綴的特徴と患者満足度：10年のランダム化比較臨床研究

5 Naert I, Alsaadi G, van Steenberghe D, Quirynen M. A 10-year randomized clinical trial on the influence of splinted and unsplinted oral implants retaining mandibular overdentures: peri-implant outcome. Int J Oral Maxillofac Implants 2004 ;19(5):695-702.
下顎オーバーデンチャーにおける、インプラント間の連結の有無に関する10年間のランダム化臨床研究：インプラント周囲の状態

6 Attard NJ, Zarb GA. Long-term treatment outcomes in edentulous patients with implant overdentures: the Toronto study. Int J Prosthodont 2004 ;17(4):425-433.
無歯顎者にインプラントオーバーデンチャーを用いた際の長期的治療結果：トロントスタディ

7 Thomason JM, Feine J, Exley C, Moynihan P, Müller F, Naert I, Ellis JS, Barclay C, Butterworth C, Scott B, Lynch C, Stewardson D, Smith P, Welfare R, Hyde P, McAndrew R, Fenlon M, Barclay S, Barker D. Mandibular two implant-supported overdentures as the first choice standard of care for edentulous patients--the York Consensus Statement. Br Dent J 2009 ;207(4):185-186.
無歯顎者の治療における第一選択肢としての下顎における2本のインプラントを用いたインプラントオーバーデンチャーーヨークコンセンサスステートメント

8 Bakke M, Holm B, Gotfredsen K. Masticatory function and patient satisfaction with implant-supported mandibular overdentures: a prospective 5 -year study. Int J Prosthodont 2002 ;15(6):575-581.
下顎インプラントオーバーデンチャーにおける咀嚼筋の機能と患者満足度：5年間の前向き研究

9 Payne AG, Solomons YF. Mandibular implant-supported overdentures: a prospective evaluation of the burden of prosthodontic maintenance with 3 different attachment systems. Int J Prosthodont 2000 ;13(3):246-253.
下顎インプラントオーバーデンチャー：異なる3つのアタッチメントシステムにおける補綴学的メインテナンスを行った前向き評価

10 Feine JS, Carlsson GE, Awad MA, Chehade A, Duncan WJ, Gizani S, Head T, Lund JP, MacEntee M, Mericske-Stern R, Mojon P, Morais J, Naert I, Payne AG, Penrod J, Stoker GT, Tawse-Smith A, Taylor TD, Thomason JM, Thomson WM, Wismeijer D. The McGill consensus statement on overdentures. Mandibular two-implant overdentures as first choice standard of care for edentulous patients. Montreal, Quebec, May 24-25, 2002. Int J Oral Maxillofac Implants 2002 ;17(4):601-602.
オーバーデンチャーにおける McGill コンセンサスステートメント。下顎無歯顎患者における治療の第一選択肢としての2本のインプラントオーバーデンチャー

A 10-year randomized clinical trial on the influence of splinted and unsplinted oral implants retaining mandibular overdentures: peri-implant outcome

下顎オーバーデンチャーにおける、インプラント間の連結の有無に関する10年間のランダム化臨床研究：インプラント周囲の状態

Naert I, Alsaadi G, van Steenberghe D, Quirynen M.

目的：本ランダム化比較臨床試験の目的は、10年の観察期間で、インプラントオーバーデンチャーにおけるインプラントの連結と非連結の有効性を評価することである。

材料および方法：本研究には男性17名、女性19名計36名の無歯顎患者が参加した（平均年齢63.7歳）。各患者に対し、2本のインプラント（Brånemark System, Nobel Biocare, Goteborg, Sweden）をオトガイ孔間に埋入した。インプラント埋入後3〜5ヵ月でスタンダードアバットメントを装着した。その後ボールアタッチメント、マグネット、もしくはバーアタッチメント（コントロール群）のいずれかを用いたオーバーデンチャーを装着。患者はアバットメント装着後4、12、60および120ヵ月目に再評価した。グループ平均も線形回帰モデルも、アタッチメントの種類と時間を分類変数として用い、テューキー法を応用した同時試験の補正を行った。

結果：10年後、9名の患者が死亡し、1名は重篤な疾患に罹患した。10年以上経過して、失敗したインプラントはなかった。フォローアップ最終時点における平均プラーク指数、出血指数、アタッチメントレベルの変化、ペリオテスト値、ならびに辺縁骨レベルは、グループ間で有意差が認められなかった。

考察：骨リモデリング期間である最初の数ヵ月を除き、年間辺縁骨吸収量は健常な天然歯で認められる骨吸収量と同程度であった。

結論：インプラントの失敗がないこと、また初めの1年間における骨リモデリング後の辺縁骨吸収がほとんど生じなかったという事実は、2本のインプラントで下顎のインプラントオーバーデンチャーを行うという治療コンセプトが、使用されるアタッチメントシステムに関わらず、本研究のような患者では極めて良好な予後をもたらすことを示唆するものである。

（Int J Oral Maxillofac Implants 2004 ;19(5):695-702.）

Purpose: This randomized controlled clinical trial aimed to evaluate the efficacy of splinted implants versus unsplinted implants in overdenture therapy over a 10-year period.
Materials and Methods: The study sample comprised 36 completely edentulous patients, 17 men and 19 women (mean age 63.7 years). In each patient, 2 implants (Brånemark System, Nobel Biocare, Goteborg, Sweden) were placed in the interforaminal area. Three to 5 months after placement, they were connected to standard abutments. The patients were then rehabilitated with ball-retained overdentures, magnet-retained overdentures, or bar-retained overdentures (the control group). Patients were followed for 4, 12, 60, and 120 months post-abutment connection. Group means as well as linear regression models were fitted with attachment type and time as classification variables and corrected for simultaneous testing (Tukey).
Results: After 10 years, 9 patients had died and 1 was severely ill. Over 10 years, no implants failed. Mean Plaque Index, Bleeding Index, change in attachment level, Periotest values, and marginal bone level at the end of the follow-up period were not significantly different among the groups.
Discussion: The annual marginal bone loss, excluding the first months of remodeling, was comparable with that found around healthy natural teeth.
Conclusion: The fact that no implants failed and that overall marginal bone loss after the first year of bone remodeling was limited suggested that implants in a 2-implant mandibular overdenture concept have an excellent prognosis in this patient population, irrespective of the attachment system used.

Long-term treatment outcomes in edentulous patients with implant overdentures: the Toronto study

無歯顎者にインプラントオーバーデンチャーを用いた際の長期的治療結果：トロントスタディ

Attard NJ, Zarb GA.

目的： オーバーデンチャーにおいて、インプラントと補綴双方の治療結果に関する長期の研究報告はほとんどなされていない。本前向き研究の目的は、インプラントオーバーデンチャーの設計で治療が行われた患者の、長期にわたる補綴関連、ならびにインプラント関連の臨床的結果を報告することである。

材料および方法： 1982年から1992年の間に、45名の患者に対し、ブローネマルクインプラントで支持された合計47床のオーバーデンチャーを装着した（下顎42装置、上顎5装置）。観察期間中、前向き臨床データならびにX線学的データを収集した。なお本研究では、最も新しい治療結果を示している。

結果： 患者の67％にあたる32の補綴装置が装着された30名の患者（平均年齢70歳）が最終リコールに応じた。これは平均15.53年のフォローアップ期間を有していた（10〜19年の範囲）。6本のインプラントが失敗したが、補綴計画とインプラントの累積生存率はともに90％を超えていた。個人差が大きかったが、機能後最初の1年におけるインプラント周囲の平均辺縁骨吸収量は小さかった（0.05mm/年）。骨吸収に対する線形回帰分析によれば、性別、両側皮質骨によるインプラントの安定、骨質、ならびに治癒期間が、荷重後最初の1年における骨吸収の予知変数であったことが示された。補綴的メインテナンスでは、部品の破折、デンチャーのリライニングならびに補綴装置の交換が行われていた。平均して、オーバーデンチャーの寿命は12年であり、技工サイドでの間接リライニングは4年おきに必要であった。

結論： 本研究では、ブローネマルクインプラントに支持されたオーバーデンチャーによる補綴治療は、長期の臨床的成功をもたらすことが確認された。しかしながら、補綴的メインテナンスが必要であり、このことは治療前に患者とのディスカッションを行うべきであることを意味している。

（Int J Prosthodont 2004;17(4):425-433.）

Purpose: Few long-term studies on overdentures report both implant and prosthodontic outcomes. The aim of this prospective study was to report long-term prosthodontic- and implant-related treatment outcomes of patients treated with design-specific implant-supported overdentures.
Materials and Methods: Between 1982 and 1992, 45 consecutively treated patients received a total of 47 overdentures (42 mandibular and 5 maxillary) supported by Branemark implants. Prospective clinical and radiographic data were collected over the observation period; this study presents the most recent treatment outcomes.
Results: Thirty patients (mean age 70 years) with 32 prostheses attended the final recall visit, with 67% of patients followed for 15.53 years (range 10 to 19 years). Six implants failed, and the prosthetic plan and implant cumulative survival rates were both in excess of 90%. Mean marginal bone loss around implants after the first year of loading was small (0.05 mm/year), although the individual variation was high. Linear regression analysis of bone loss indicated that gender, bicortical stabilization, bone quality, and healing time were predictors of bone loss for the first year of loading but not for the ensuing years. Prosthetic maintenance included fractured components, denture relining, and replacement of prostheses. On average, the longevity of overdenture prostheses was 12 years, and laboratory relining was necessary every 4 years.
Conclusion: This study confirmed the long-term outcome success of patients treated with design-specific overdenture prostheses supported by Branemark implants. However, prosthetic maintenance was required, a fact that should be discussed with patients prior to treatment.

Mandibular two implant-supported overdentures as the first choice standard of care for edentulous patients — the York Consensus Statement

無歯顎者の治療における第一選択肢としての下顎における2本のインプラントを用いたインプラントオーバーデンチャー
－ヨークコンセンサスステートメント

Thomason JM, Feine J, Exley C, Moynihan P, Müller F, Naert I, Ellis JS, Barclay C, Butterworth C, Scott B, Lynch C, Stewardson D, Smith P, Welfare R, Hyde P, McAndrew R, Fenlon M, Barclay S, Barker D.

　2009年4月6日および7日にBSSPD(British Society for the Study of Prosthetic Dentistry)カンファレンスが行われた。下顎インプラントオーバーデンチャーのシンポジウムにおいて、演者たちは、下顎無歯顎におけるインプラントオーバーデンチャーの有用性に関する研究の概要を解説した。患者に関連した治療結果に基づいた質的および量的研究の両者が提供されていたことが強調すべきことであった。コンセンサスの草案は、すべての演者とBSSPDの会議のメンバー、ならびにウェブ上のBSSPDメンバーに提示された。コメント、講演後における会場からのフィードバック、ならびにメンバーのフィードバックの観点から声明の修正が行われた。われわれはこのコンセンサスステートメントが、患者や臨床家への有益なガイドラインとなり、議論が活性化することを期待する。われわれは、このコンセンサスステートメントが、他の患者や他の専門機関にも有益であることも同様に期待し、固有の資金提供者や国民の健康管理提供者へのディスカッションの情報提供となることを期待する。

（Br Dent J 2009 ;207(4):185-186.）

The Annual Conference of the BSSPD (British Society for the Study of Prosthetic Dentistry) was held in York on 6 and 7 April 2009. At the symposium on mandibular overdentures, presenters offered a synopsis of the research available on the efficacy of implant-supported mandibular overdentures in the edentulous mandible. Emphasis was given to both qualitative and quantitative research based on patient-centred outcomes of treatment. A draft consensus was circulated to all presenters and to the Council members of the BSSPD and to BSSPD members on the Society's website. The statement was modified in the light of their comments, audience feedback following the presentations and members' feedback. We hope that this consensus statement will be a useful guide for patients and clinicians and that it will act to stimulate wider debate. We also hope that it will prove useful to other patient and professional organisations and will inform discussions with providers of national healthcare and with independent funders.

41 ボーンアンカードブリッジからオーバーデンチャーに設計変更したインプラント症例

伊藤嘉信（愛知県開業）

Fontijn-Tekamp FA, Slagter AP, van't Hof MA, Geertman ME, Kalk W. Bite forces with mandibular implant-retained overdentures. J Dent Res 1998;77(10):1832-1839.

症例の概要

患者は66歳男性。2014年4月、左下のインプラントの歯肉が腫れたため来院した。上顎は金属床総義歯で、下顎は6543｜346相当部のインプラントによるボーンアンカードブリッジだった。｜3相当部のインプラントの脱落が認められた。現在の年齢と今後の口腔内の衛生環境の維持を検討した結果、着脱のできる補綴物、設計変更の容易な上部構造の採用を試みた。

処置内容とその根拠

上顎は金属床総義歯を製作した。下顎は｜5相当部に他と同型の Straumann RN φ4.1×10mm を埋入。上部は64｜46 に LOCATOR システム、53｜5 にテレスコープタイプのカスタムアバットメントを装着した。総義歯の形態により顎堤の高度吸収を補い、食物の停留の軽減、垂直、側方ともにリジッドであるが、着脱、清掃が容易である。アバットメントはスクリュー固定のため、環境変化にも即応しやすい。インプラントを利用した歯科治療も年齢や生活環境の変化に柔軟に対応できる計画が立てられるよう、日々研鑽努力を積んでいきたい。

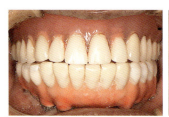

図1　初診時。2014年4月の正面写真。

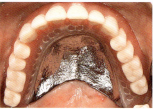

図2　同、上顎咬合面写真。総義歯。

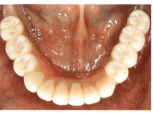

図3　同、下顎咬合面写真。ボーンアンカードブリッジ。

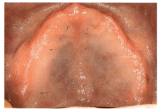

図4　同、上顎咬合面写真。無歯顎である。

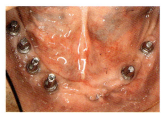

図5　同、下顎咬合面写真。6543｜46 相当部にインプラント、｜3部は脱落。

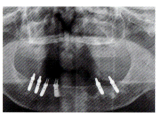

図6　同、パノラマX線写真。

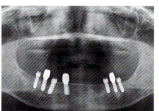

図7　2015年6月のパノラマX線写真。｜5相当部にインプラント埋入済み。

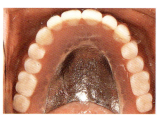

図8　同、上顎咬合面写真。

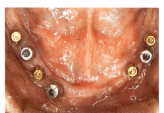

図9　同、下顎咬合面写真。｜5相当部へ Straumann RN φ4.1×10mm。

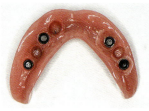

図10　下顎補綴物粘膜面写真。（技工担当、Neo デンタルアート　榊原充宏氏）

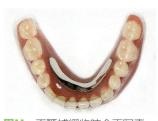

図11　下顎補綴物咬合面写真。

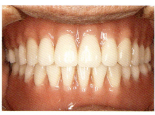

図12　2015年6月の正面写真。審美的にも機能的にも安定している。

コーヌス義歯の支台の一部としてインプラントを用いた症例

迫田竜二（大分県開業）

Zitzmann NU, Marinello CP. Treatment plan for restoring the edentulous maxilla with implant-supported restorations: removable overdenture versus fixed partial denture design. J Prosthet Dent 1999;82(2):188-196.

症例の概要

2004年9月初診。残存歯には内冠を、|4 5部位にインプラント治療を行い、内冠としてカスタムアバットメントを製作し、それぞれに外冠を製作しコーヌス義歯として患者に装着した。2014年2月、右上前歯部の外冠脱離で来院。|1 2 3|の外冠部でろう着部が破断していた。修理ができることを患者に説明したが、前装冠として口腔内に装着する事を希望されたため、外冠部を研磨後仮着用セメントにて装着し現在に至る。

処置内容とその根拠

装着後約8年経過しているが、インプラントに動揺もなく、内外冠ともに経過は良好である。しかし、義歯部は外冠と金属床のろう着部の一部に破断を起こした。原因は残存歯とインプラントの被圧変位量の違いと、下顎臼歯部に部分床義歯が装着されていること、咬合力に偏りが生じたことだと考えられる。インプラントと残存歯が混在するため製作過程がかなり煩雑となり、既製のアタッチメントを使用するなど改良の余地がある。

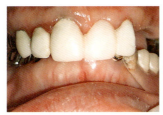
図1 2004年9月。初診時正面口腔内写真。

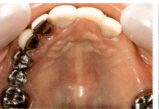
図2 同、初診時上顎咬合面口腔内写真。

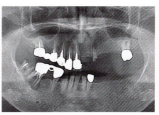
図3 同、初診時パノラマX線写真。

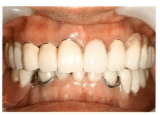
図4 2005年11月。上顎コーヌス義歯装着時正面口腔内写真。

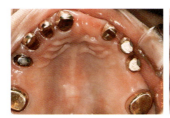
図5 内冠装着。|4 5インプラント部は内冠としてカスタムアバットメントを製作。

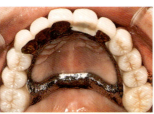
図6 同、コーヌス義歯装着時咬合面口腔内写真。

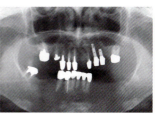
図7 2006年1月。治療終了時パノラマX線写真。

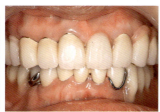
図8 2006年9月。上顎装着10ヵ月経過時口腔内写真。内外冠マージン部分が揃ってくる。

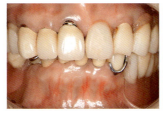
図9 2014年2月。治療終了8年経過時正面口腔内写真。

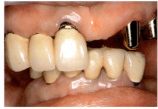
図10 |1 2 3|部外冠ろう着部破断。前装冠として口腔内に装着。

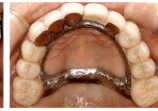
図11 |1 2 3|部以外は今までどおりコーヌス義歯として使用。

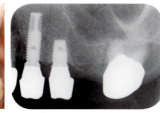
図12 |4 5インプラント部デンタルX線写真。

1. Bone augmentation
2. Sinus augmentation
3. Immediate implant placement
4. **Implant overdenture**
5. Implant follow-up
6. Computer aided surgery
7. Implant soft tissue management

43 デジタル技術によるCAD/CAMデンチャーの可能性

田中譲治（千葉県開業）

Bidra AS, Taylor TD, Agar JR. Computer-aided technology for fabricating complete dentures: systematic review of historical background, current status, and future perspectives. J Prosthet Dent 2013;109(6):361-366.

症例の概要

患者は77歳の女性。上下無歯顎で、咀嚼不良を主訴に来院。下顎においてメインテナンスしやすい磁性アタッチメントによるインプラントオーバーデンチャーを計画。新義歯製作にあたり、重合歪の解消など高い有用性が期待されるCAD/CAMを用いた。模型および咬合床のスキャニングを行った後、削り出し加工機にて製作した。維持安定もよく経過良好。患者は、取り扱いが楽で機能的審美的にも満足している。

処置内容とその根拠

義歯製作でのCAD/CAM利用は良好な結果を得ることができ、さらなる発展が期待される。すなわち、さまざまな研究データを入力したソフト開発により簡便に理想的義歯設計ができる可能性や、CAMについては削り出し加工のみならず3Dプリンターの進歩により大幅な製作効率の向上が予想された。加えてCTとの重ね合せにより、顎堤を裏打ちしている顎骨の形態や上下顎骨関係をも考慮した設計法が用いられる可能性も示唆された。

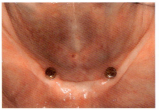
図1 骨幅が狭いため、磁性アタッチメント専用ミニインプラント（プラトンジャパン社）を使用。

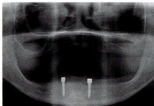
図2 ø2.6mmと細いため骨造成も必要なく、外科的侵襲の軽減ができ、またコストもかなり抑えられた。

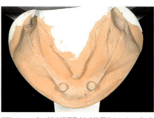
図3 免荷期間後模型および咬合床を三次元形状計測機Rexcan ARX（Solutionix社）を用いてスキャニングする。

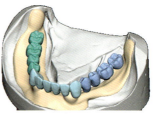
図4 インプラントシミュレーションソフトBioNa®（和田精密歯研（株））によりバーチャル上で人工歯を排列する。

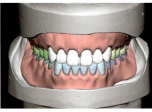
図5 義歯床は三次元的に形体を加工できるCADソフトFreeFormによりデザインした。

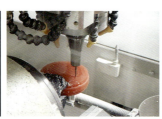
図6 デザイン終了後、五軸切削加工機RXP500 DSC（Röders社）で削り出しを行う。

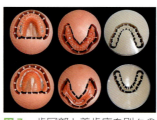
図7 歯冠部と義歯床を別々のマテリアルにて削り出す。

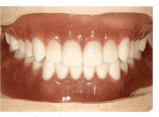
図8 削り出された義歯床と歯冠部をレジンセメントにて接着し完成となる。

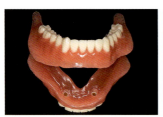
図9 通法に従い口腔内で、義歯内面凹部にレジンキャップ付マグネットを取り付け完成される。

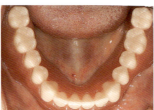
図10 適合が非常に良く、ほぼ無調整で疼痛もなく経過良好。さまざまな優れた可能性が示唆された。

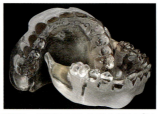
図11 試適においては3DプリンターEDEN260（Stratasys社）により、精度の高い試適用義歯が簡便に製作可能となっている。

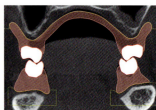
図12 顎堤を裏打ちしている顎骨の形態や粘膜の厚さを基に、義歯排列を考えるという新しい考えが生まれようとしている。

- 1. Bone augmentation
- 2. Sinus augmentation
- 3. immediate implant placement
- **4. Implant overdenture**
- 5. Implant follow-up
- 6. Computer aided surgery
- 7. Implant soft tissue management

44 天然歯とインプラント磁性アタッチメントを支台としたデンチャー症例

笛木 貴（群馬県開業）

田中譲治．インプラントオーバーデンチャーの基本と臨床．磁性アタッチメントを中心に．東京：医歯薬出版，2012．

症例の概要

患者：68歳、女性（現在81歳）
主訴：左上前歯の歯肉が腫れた（|3 歯根破折）
現症：2002年にブリッジと部分床義歯を含む、全顎的処置を行った。上顎ブリッジ支台歯と下顎義歯支台歯はすべて失活歯で、後の歯根破折が懸念される。

2008年11月、2|が歯根破折により抜歯、4 3 1|を支台とするインプラントブリッジを装着した。

2014年6月、|3が痛むとのことで来院、同歯は歯根破折を起こしていた。

処置内容とその根拠

|3は抜歯。残存歯はメタルコアを残してクラウンを撤去し歯冠高を有する根面板（Metal Cap）装着。インプラントは上部構造を撤去した後、マグネットアタッチメントキーパー（MACS System）に交換したうえで仮全部床義歯を装着した。

抜歯部の治癒と仮全部床義歯の咬合・装着感の安定を再確認後、最終全部床義歯にマグネットアタッチメントを弾性材料（SOFRELINER タフ、トクヤマ）使用にて装着した。

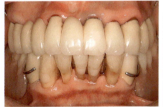
図1　2002年にブリッジと部分床義歯を含む、全顎的処置を行った。

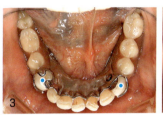
図2、3　青印は支台歯を示す。上顎ブリッジ支台歯と下顎義歯支台歯はすべて失活歯で、後の歯根破折が懸念される。

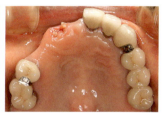
図4　2008年、2|が歯根破折により抜歯、インプラント治療を行うことになった。

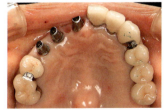
図5　2|部をポンティックとして、4 3 1|にインプラントを埋入。アバットメント装着。

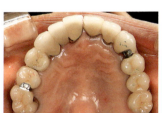
図6　メタルボンドブリッジを仮着セメントにて装着した。

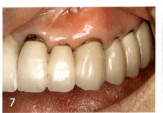
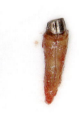
図7、8　2014年、左上前歯の歯肉腫脹にて来院。|3は歯根破折のため抜歯。今後の対応法を床義歯とインプラント治療による患者に説明し、患者は床義歯による欠損補綴を選択した。

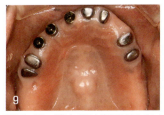
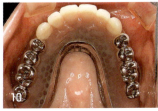
図9、10　残存歯は歯冠高を有する根面板、インプラントは上部構造を撤去した後 MACS System を装着した。抜歯部の治癒と仮全部床義歯の咬合の安定を確認後、最終全部床義歯を装着。

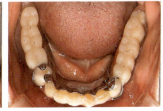
図11　上顎最終全部床義歯に合わせて下顎義歯咬合面をコンポジットレジンにて修正した。

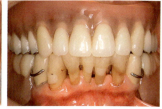
図12　今後も類似症例が起こりうるものとして、十分な対策を講じるようにしていきたい。

1. Bone augmentation
2. Sinus augmentation
3. Immediate implant placement
4. **Implant overdenture**
5. Implant follow-up
6. Computer aided surgery
7. Implant soft tissue management

45 両側遊離端にケラターを用いてインプラント治療を行った症例

山田嘉宏（東京都開業）

Krennmair G, Seemann R, Fazekas A, Ewers R, Piehslinger E. Patient preference and satisfaction with implant-supported mandibular overdentures retained with ball or locator attachments: a crossover clinical trial. Int J Oral Maxillofac Implants 2012；27(6)：1560-1568.

症例の概要

　患者は61歳の男性。両側下顎遊離端欠損の補綴治療を希望され当医院に来院。来院時に部分床義歯を使用していたが不適合のため支台歯が動揺しており、咬合時に痛みもあり現状の義歯では十分な食事ができないため、義歯に強い不満をもっていた。よく噛める義歯を製作してほしいとの患者の希望により、今回義歯にケラターアバットメントとインプラントを併用することで患者が満足する咬合を回復することができた。

処置内容とその根拠

　パノラマX線写真、CT画像により $\overline{6|5}$ は骨頂から下顎管までインプラントを埋入するに十分な垂直的な骨量があると診断し、同部位にOSSTEMインプラント φ5.0×11.5mm をそれぞれ埋入した。埋入トルクは2本とも30Ncmだった。埋入から3ヵ月後にインプラント体にケラターアバットメントを装着しインプラントオーバーデンチャーで咬合回復と負荷をかけた。

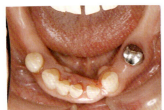
図1　初診時、咬合面。

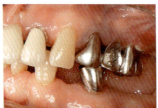
図2　初診時、左側面。

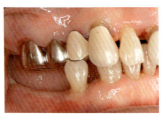
図3　初診時、右側面。

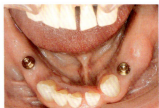
図4　ケラターアバットメント装着時、咬合面。

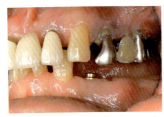
図5　ケラターアバットメント装着時、左側面。

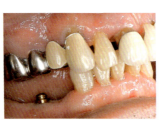
図6　ケラターアバットメント装着時、右側面。

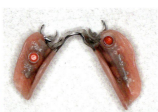
図7　ケラター装着、義歯内面。

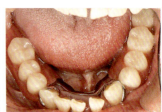
図8　義歯装着時、咬合面。

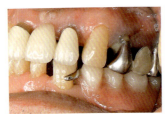
図9　義歯装着時、左側面。

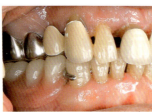
図10　義歯装着時、右側面。

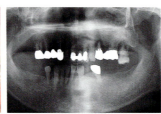
図11　初診時、パノラマX線写真。

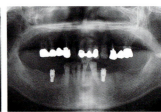
図12　ケラターアバットメント装着後、パノラマX線写真。

コピーデンチャーを診断用テンプレートとして用いた症例

若松義昌（茨城県開業）

46

Balaguer J, Garcia B, Penarrocha M, Penarrocha M. Satisfaction of patients fitted with implant-retained overdentures. Med Oral Patol Oral Cir Bucal 2011;16(2):e204-209.

症例の概要

患者は69歳女性。5|の動揺を主訴に2012年10月に来院。5|は予後不良として抜歯した。上顎においてもインプラントオーバーデンチャーは全部床義歯と比べて、患者満足度は高いといわれている。患者は強い維持を希望されたため、インプラントオーバーデンチャーの治療を選択した。上顎治療用義歯を製作した後、それのコピーデンチャーを製作し、これを診断用テンプレートとしCTを撮影した。6|6相当部にインプラント体埋入を行い、磁性アタッチメントのインプラントオーバーデンチャーを装着した。

処置内容とその根拠

コピーデンチャーを診断用テンプレートとして用いることの利点
* 新たにCT用テンプレートを製作するより安価である
* 埋入したい部位の診断が容易である
* 維持装置のスペースが確保できているか確認しやすい
* 咬合負担過重に対して垂直な方向で診断しやすい
* 術中でも埋入位置と方向の確認に利用できる

　インプラントオーバーデンチャーの症例においてコピーデンチャーを改良してテンプレートとして用いることは、インプラント埋入の診断に有効だと考える。

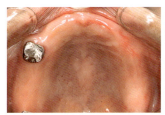
図1　術前口腔内写真。上顎は5|のみ残存、動揺度は2度あり予後不良と判断した。

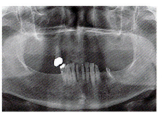
図2　術前パノラマX線写真。5|には垂直的骨吸収が認められた。

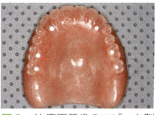
図3　治療用義歯のコピーを製作し、367相当部にストッピングを設置しCT撮影した。

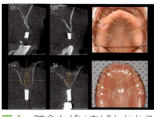
図4　咬合力がいちばんかかる6部には骨が十分にあることがわかる。3部には骨幅がない。

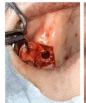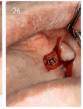
図5　テンプレートの安定を図るため、頬側のみに弁を開いて埋入手術を施行した。

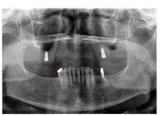
図6　術直後のパノラマX線写真。予定した位置に埋入することができた。

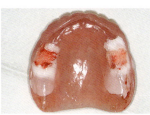
図7　免荷期間中はガーゼ法を応用した。

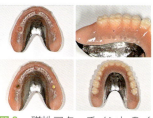
図8　磁性アタッチメントのインプラントオーバーデンチャーを製作。

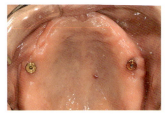
図9　2週間ほど義歯を使用してセトリングしたのちに磁性体の固定を行った。

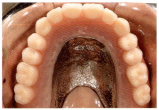
図10　患者は装着感より強い維持を希望していたので、口蓋のある義歯を設計した。

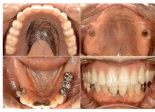
図11　1年6ヵ月経過時の口腔内写真。異常所見はなく良好に機能している。

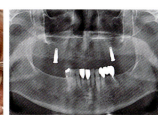
図12　同パノラマX線写真。炎症や異常な骨吸収像は認められない。

1. Bone augmentation
2. Sinus augmentation
3. Immediate implant placement
4. Implant overdenture
5. **Implant follow-up**
6. Computer aided surgery
7. Implant soft tissue management

5 *Implant follow-up*

インプラントフォローアップ：
インプラント治療終了後、その健康を定期的にモニターすること。セルフケアおよびプロフェッショナルケアによる口腔衛生管理を主体としたメインテナンスを併用することで、インプラントの長期的維持が可能となる。

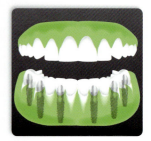

今読むべきインパクトの高いベスト10論文

1 Roos-Jansåker AM, Lindahl C, Renvert H, Renvert S. Nine- to fourteen-year follow-up of implant treatment. Part II: presence of peri-implant lesions. J Clin Periodontol 2006 ;33(4):290-295.
インプラント治療の9〜14年のフォローアップ。パート2：インプラント周囲病変の存在

2 Roos-Jansåker AM, Lindahl C, Renvert H, Renvert S. Nine- to fourteen-year follow-up of implant treatment. Part I: implant loss and associations to various factors. J Clin Periodontol 2006 ;33(4):283-289.
インプラント治療の9〜14年のフォローアップ。パート1：インプラントの喪失とさまざまな要因との関連性

3 Roos-Jansåker AM, Renvert H, Lindahl C, Renvert S. Nine- to fourteen-year follow-up of implant treatment. Part III: factors associated with peri-implant lesions. J Clin Periodontol 2006 ;33(4):296-301.
インプラント治療の9〜14年のフォローアップ。パート3：インプラント周囲病変に関連する因子

4 Jemt T, Johansson J. Implant treatment in the edentulous maxillae: a 15-year follow-up study on 76 consecutive patients provided with fixed prostheses. Clin Implant Dent Relat Res 2006 ; 8 (2):61-69.
上顎無歯顎患者におけるインプラント治療：固定性補綴装置を装着した76名の患者の15年フォローアップ研究

5 Jung RE, Zembic A, Pjetursson BE, Zwahlen M, Thoma DS. Systematic review of the survival rate and the incidence of biological, technical, and aesthetic complications of single crowns on implants reported in longitudinal studies with a mean follow-up of 5 years. Clin Oral Implants Res 2012 ;23 Suppl 6 : 2 -21.
平均フォローアップ期間が5年の縦断研究で報告されたインプラント支持型単独冠における生物学的、機械的ならびに審美的合併症の発現とインプラントの生存率に関するシステマティックレビュー

6 Simonis P, Dufour T, Tenenbaum H. Long-term implant survival and success: a 10-16-year follow-up of non-submerged dental implants. Clin Oral Implants Res 2010 ;21(7):772-777.
長期のインプラント生存と成功：1回法のインプラントにおける10〜16年のフォローアップ

7 Triplett RG, Nevins M, Marx RE, Spagnoli DB, Oates TW, Moy PK, Boyne PJ. Pivotal, randomized, parallel evaluation of recombinant human bone morphogenetic protein- 2 /absorbable collagen sponge and autogenous bone graft for maxillary sinus floor augmentation. J Oral Maxillofac Surg 2009 ;67(9):1947-1960.
上顎洞底挙上術に組み換えヒト骨形成タンパク質2／吸収性コラーゲンスポンジと自家骨移植を用いたきわめて重要なランダム化対応評価

8 Maló P, de Araújo Nobre M, Rangert B. Short implants placed one-stage in maxillae and mandibles: a retrospective clinical study with 1 to 9 years of follow-up. Clin Implant Dent Relat Res 2007 ; 9 (1):15-21.
上顎と下顎に1回法で埋入されたショートインプラント：1〜9年のフォローアップ期間を有する後ろ向き臨床研究

9 Malo P, de Araújo Nobre M, Lopes A, Moss SM, Molina GJ. A longitudinal study of the survival of All-on- 4 implants in the mandible with up to 10 years of follow-up. J Am Dent Assoc 2011 ;142(3):310-320.
10年のフォローアップ期間を有する、下顎に埋入された All-on- 4 インプラントの生存に関する縦断研究

10 Kan JY, Rungcharassaeng K, Lozada JL, Zimmerman G. Facial gingival tissue stability following immediate placement and provisionalization of maxillary anterior single implants: a 2 - to 8 -year follow-up. Int J Oral Maxillofac Implants 2011 ;26(1):179-187.
上顎前歯部シングルクラウンの即時インプラント埋入とプロビジョナルレストレーション装着後における唇側歯肉組織の安定性：2〜8年のフォローアップ

1. Bone augmentation
2. Sinus augmentation
3. Immediate implant placement
4. Implant overdenture
5. Implant follow-up
6. Computer aided surgery
7. Implant soft tissue management

Nine- to fourteen-year follow-up of implant treatment. Part III: factors associated with peri-implant lesions

インプラント治療の9〜14年のフォローアップ。
パート3：インプラント周囲病変に関連する因子

Roos-Jansåker AM, Renvert H, Lindahl C, Renvert S.

目的：本研究の目的は、患者基準とインプラント基準にて、インプラント周囲病変の関連因子を解析することである。

材料および方法：チタン製インプラントの治療を受けた218名の患者に対し、インプラント治療後9〜14年で、生物学的合併症についての調査を行った。患者およびインプラントレベルの双方における、いくつかの可能性がある説明変数の影響を解析した。

結果：インプラントレベルでは、角化粘膜の存在（$P=0.02$）とプラークの存在（$P=0.005$）が、周囲粘膜炎（プロービング深さが4mm以上でプロービング時の出血をともなう）と関連していた。インプラントにおける骨レベルは角化粘膜（$P=0.03$）の存在、ならびに排膿（$P<0.001$）の存在と関連していた。患者レベルでは、喫煙が、粘膜炎、骨レベルならびにインプラント周囲炎と関連していた（それぞれ $P=0.02$、$P<0.001$ ならびに $P=0.002$）。インプラント周囲炎は歯周疾患の既往と関連していた（$P=0.05$）。

結論：患者の歯周疾患の既往と喫煙がインプラント周囲炎の進行を促進する。

（J Clin Periodontol 2006;33(4):296-301.）

Objective: The aim of the present paper was to analyse, on patient and implant basis, factors related to peri-implant lesions.
Material and Methods: Two hundred and eighteen patients treated with titanium implants were examined for biological complications at existing implants 9-14 years after initial therapy. The effects of several potentially explanatory variables, both on patient and on implant levels, were analysed.
Results: On the implant level, the presence of keratinized mucosa (p = 0.02) and plaque (p = 0.005) was associated with mucositis (probing depth >= 4 mm+bleeding on probing). The bone level at implants was associated with the presence of keratinized mucosa (p = 0.03) and the presence of pus (p < 0.001). On the patient level, smoking was associated with mucositis, bone level and peri-implantitis (p = 0.02, <0.001 and 0.002, respectively). Peri-implantitis was related to a previous history of periodontitis (p = 0.05).
Conclusions: Individuals with a history of periodontitis and individuals who smoke are more likely to develop peri-implant lesions.

Implant treatment in the edentulous maxillae: a 15-year follow-up study on 76 consecutive patients provided with fixed prostheses

上顎無歯顎患者におけるインプラント治療
：固定性補綴装置を装着した76名の患者の15年フォローアップ研究

Jemt T, Johansson J.

背景：患者レベルのデータに基づくインプラント治療を時間との関連で示した有用な長期フォローアップ研究はほとんどない。

目的：本研究の目的は、インプラント支持型補綴装置を装着した上顎無歯顎患者における15年のフォローアップ期間を時間軸で示し、患者ベースのデータを報告することである。

材料および方法：76名の無歯顎患者に450本の機械研磨ブローネマルクインプラントで治療を行い、メインテナンス、合併症ならびにフォローアップ期間中に撮影されたX線写真に関して追跡した。247本のインプラントが埋入された44名の患者がフォローアップから脱落した。15年フォローアップした患者は、中断した患者と比較して、インプラントの生存率が高かった（$P>0.05$）。全体としては、フォローアップ期間中に37本のインプラントと5つの固定性補綴装置が失敗した。多くのインプラントはアバットメント装着時に喪失し（n=15）、残りの9本は機能後1年の間に喪失した。15年のインプラントと補綴装置の累積生存率はそれぞれ90.9％と90.6％だった。最大の問題はレジン前装の破折であり、初期で特に多く生じ、フォローアップ期間の後期では重度の摩耗が増加していた。インプラントの破折やアバットメント／ブリッジのスクリューの緩みは観察されなかった。平均辺縁骨吸収量は5年後で0.5mm（SD0.47）であり、その翌年以降は最小の平均変化量を示し続けた。時間依存の関連性を示すX線学的パラメータは存在しなかった。術後0〜5年の間に、少なくとも1本のインプラントが2.0mmの骨吸収をともなっている患者は4.9％であり、10〜15年の間では4.0％だった。15年後、わずかに1.3％のインプラントにおいて進行した3mm以上の骨吸収を認めた。

結論：上顎無歯顎患者へのインプラント治療は、15年の時間的展望においては良好に機能するが、フォローアップを止めた患者で有意ではないが多くのインプラントの失敗が認められた。加えて、レジン前装の摩耗と破損のみが時間との関連性を示していたが、このことはフォローアップの後半ではより合併症の危険性が高いことを示している。しかしながら、年間に起こる小さな骨吸収の蓄積は、第3スレッドよりも下に骨レベルが存在するインプラントや患者数を増大させる結果となり、このことより、15年後のさらなるメインテナンスの必要性を増大させる可能性が推測される。

（Clin Implant Dent Relat Res 2006 ; 8 (2):61-69.）

Background: Few long-term follow-up studies are available on implant treatment based on patient level data related to time.
Purpose: The aim of this study was to report 15-year patient-based data in relation to time of follow up after treatment with fixed prostheses supported by implants in the edentulous upper jaw.
Materials and Methods: Seventy-six edentulous consecutive patients, provided with 450 turned Branemark implants, were followed up with regard to maintenance, complications, and radiographs taken during the follow-up period.
Results: Forty-four patients provided with 247 implants were lost to follow up. Patients followed up for 15 years showed as a group a trend of better implant survival than patients lost to follow up (p > .05). Altogether, 37 implants and 5 fixed prostheses failed during the follow-up period. Most implants were lost at abutment surgery (n - 15) and another nine during the first year of function. The 15-year implant and fixed prosthesis cumulative survival rate was 90.9 and 90.6%, respectively. Resin veneer fractures caused most problems, more frequent in the earlier stage while severe wear increased in the later stage of follow up. No implant fractures or loosening of abutment/bridge locking screws were noted. The mean marginal bone loss was 0.5 min (SD 0.47) after 5 years, followed by only minimal average changes during the following years. No radiographic parameter showed any time-dependent relationship. The percentage of patients presenting at least one implant with more than 2.0-mm bone loss was 4.9% in the interval from 0 to 5 years and 4.0% between 10 and 15 years. Only 1.3% of implants showed >3.0 mm accumulated bone loss after 15 years.
Conclusion: Implant treatment in the edentulous upper jaw functions well in a 15-year time perspective, but an insignificant trend of higher implant failures was observed for patients lost to follow up. Besides wear and fractures of veneers, no other parameter showed any time-related relationship, indicating an increased risk for more complications during later stages of follow up. However, accumulation of smaller amount of bone loss during the years resulted in an increasing number of implants and patients with bone levels below the third thread, which could be speculated to increase future maintenance after 15 years.

Short implants placed one-stage in maxillae and mandibles: a retrospective clinical study with 1 to 9 years of follow-up

上顎と下顎に1回法で埋入されたショートインプラント：1〜9年のフォローアップ期間を有する後ろ向き臨床研究

Maló P, de Araújo Nobre M, Rangert B.

背景：ショートインプラント（7〜8.5mm）の使用は、長いインプラントよりも生存率が低くなると組織学的に関連づけられてきた。対して近年の臨床研究において、ショートインプラントを使用しても多くの補綴装置が十分に支持可能であると推測されているが、いまだに臨床的な証明が行われているとはいいがたい。

目的：本研究の目的は、ブローネマルクのショートインプラントを使用し、萎縮した歯槽堤に埋入されたショートインプラントが、十分な骨がある部位に埋入された長いインプラントと同程度に長期のインプラント生存率を有するという仮説を検証することである。

材料および方法：本後ろ向き臨床研究においては、237名の患者に408本のブローネマルクショートインプラントを埋入し、151のインプラント支持型補綴装置が装着された。131本のインプラントが7mm、277本が8.5mmの長さだった。最終的なアバットメントを外科手術時に装着し、最終上部構造をその4〜6ヵ月後に装着した。

結果：再評価可能であった7mmのインプラントは、1年後で126本（96%）、2年後で110本（84%）、5年後で88本（67%）であった。6ヵ月より前に4名の患者で5本のインプラントが喪失したことから、5年累積生存率は96.2%だった。平均骨吸収量は1年後で1mm（SD=0.6）、また機能後5ヵ月で1.8mm（SD=0.8）だった。評価可能であった8.5mmのインプラントは、1年後で269本（97%）、2年後で220本（79%）、5年後で142本（51%）であった。6ヵ月より前に7名の患者で8本のインプラントが喪失したことから、5年累積生存率は97.1%だった。平均骨吸収量は1年後で1.3mm（SD=0.8）、また機能後5ヵ月で2.2mm（SD=0.9）だった。

結論：7.0mmと8.5mmのインプラントの5年時の累積生存率は96.2%と97.1%であり、このことは、両顎においてブローネマルクのショートインプラントを1回法で使用することは実行可能なコンセプトであることを意味している。

（Clin Implant Dent Relat Res 2007 ; 9 (1):15-21.）

Background: The use of short implants (7-8.5 mm) has historically been associated with lower survival rates than for longer implants. However, recent clinical studies indicate that short implants may support most prosthetic restorations quite adequately, but still clinical documentation is sparse.
Purpose: The purpose of this study was to report on the placement of short Branemark implants, testing the hypothesis that short implants in atrophied jaws might give similar long-term implant survival rates as longer implants used in larger bone volumes.
Materials and Methods: This retrospective clinical study included 237 consecutively treated patients with 408 short Branemark implants supporting 151 fixed prostheses. One hundred thirty-one of the implants were 7-mm long, and 277 were 8.5-mm long. Final abutments were delivered at the time of surgery, and final prostheses were delivered 4 to 6 months later.
Results: One hundred and twenty six of the 7-mm implants (96%) have passed the 1-year follow-up; 110 (84%), the 2-year follow-up; and 88 (67%), the 5-year follow-up. Five implants failed in four patients before the 6-month follow-up, giving a cumulative survival rate of 96.2% at 5 years. The average bone resorption was 1 mm (SD=0.6 mm) after the first year and 1.8 mm (SD=0.8 mm) after the fifth year of function.
Two hundred sixty nine of the 8.5-mm implants (97%) have passed the 1-year follow-up; 220 (79%), the 2-year follow-up; and 142 (51%), the 5-year follow-up. Eight implants failed in seven patients before the 6-month follow-up, giving a cumulative survival rate of 97.1% at 5 years. The average bone resorption was 1.3 mm (SD=0.8 mm) after the first year and 2.2 mm (SD=0.9 mm) after the fifth year of function.
Conclusions: The cumulative survival rates of 96.2 and 97.1% at 5 years for implants of 7.0- and 8.5-mm length, respectively, indicate that one-stage short Branemark implants used in both jaws is a viable concept.

1. Bone augmentation
2. Sinus augmentation
3. Immediate implant placement
4. Implant overdenture
5. **Implant follow-up**
6. Computer aided surgery
7. Implant soft tissue management

47 下顎右側最後臼歯にショートインプラントで対応した症例

板野 賢（千葉県開業）

Renouard F, Nisand D. Short implants in the severely resorbed maxilla: a 2-year retrospective clinical study. Clin Implant Dent Relat Res 2005 ; 7（Suppl 1）: S104-S110.

症例の概要

　患者は60歳女性で、2009年2月に右下臼歯部の動揺および咬合痛を主訴に来院された。7̄6̄は動揺度Ⅱ、7̄の歯根は吸収され、7̄6̄の根尖部に拇指頭大の透過像が認められた。7̄の抜歯後、埋伏智歯の移動で対応しようとしたところ断念し、8mmのショートインプラントを単独埋入にて補綴した。その後、当初根管治療と歯根分割で対応した6̄が歯根破折し抜歯になり、インプラント追加埋入し補綴した。7̄上部構造装着後3年、6̄上部構造装着後2年以上良好に経過している。

処置内容とその根拠

　下顎臼歯部にインプラント治療を行う場合、骨頂部から下顎管までの距離が短い症例に遭遇することがある。それが6番の存在する最後臼歯の7番であればオンレーグラフトや傾斜埋入も適用できず、ショートインプラントの使用が必要となってくる。ショートインプラントは、最近では良好な残存率が報告されている。

　2009年2月7̄抜歯、8月アンカースクリューにて8̄の7̄への移動を試みる。6̄は根管治療。2009年10月8̄移動を断念。2010年6月7̄に（φ4.7×8mm）埋入、2011年2月補綴。2012年1月6̄抜歯、4月（φ4.3×10mm）埋入、8月二次手術＋FGG、12月補綴。

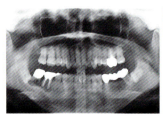
図1　初診時パノラマX線写真。

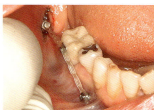
図2　8̄の7番への移動装置、アンカースクリュー使用。

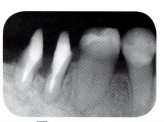
図3　6̄の根分割、根管治療後デンタルX線写真。

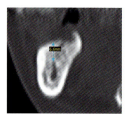
図4　7̄のCT画像。

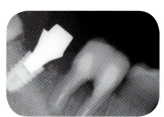
図5　7̄アバットメント装着。

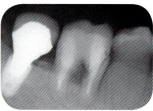
図6　7̄の補綴完了。6̄の近心根破折。

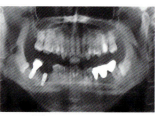
図7　6̄インプラント埋入。

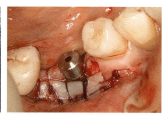
図8　6̄二次手術時にFGG。

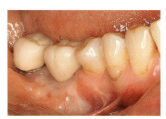
図9　最終補綴。頬側面観口腔内写真。

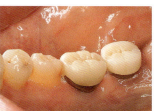
図10　同舌側面観。

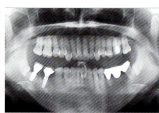
図11　同パノラマX線写真。

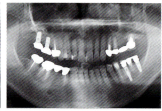
図12　参考症例。6̄に8mmのインプラントを応用した。10年以上経過症例。

バイコン・ショートインプラント症例

梅津正喜(静岡県開業) 48

Urdaneta RA, Rodriguez S, McNeil DC, Weed M, Chuang SK. The effect of increased crown-to-implant ratio on single-tooth locking-taper implants. Int J Oral Maxillofac Implants 2010；25(4)：729-743.

症例の概要

1．インプラントの生存率に関して懸念されるクラウン(C)-インプラント(I)比は、天然歯の概念をインプラントに当てはめるべきではなく、表面積が拡大されたショートインプラントは、たとえC-I比が悪くともインプラント生存率に反映されるものではない。

2．ショートインプラントによってGBRを避け、義歯の不快感から解放される。

3．インプラントによる咬合再構築を行ううえで、術者および患者の負担を最小限に軽減できる。

処置内容とその根拠

CT画像にて埋入予定部の下歯槽管までの深さを調べた結果、ショートインプラントしか埋入することができなかった。その根拠は、2010年アメリカの補綴医が発表した論文による。その論文では81名、326本のバイコンインプラントを対象とし、近遠心の歯槽骨レベルの平均変化は0.33mm、C-I比の平均は1.6(0.79〜4.95)であり、うち40本(16％)は、C-I比≧2であった。

この調査により、C-I比が4.95までは歯槽骨吸収やインプラントの喪失、クラウン破折のリスクはもたらさないといえる。

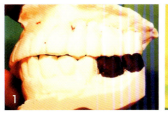
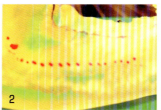
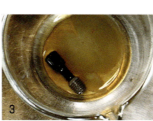

図1　CR模型。
図2　骨モデルで下顎管の位置を確認。
図3　ショートインプラントフィクスチャーをPRGFのF2のclot液につける。

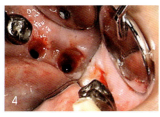
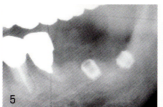
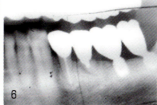

図4　フィクスチャー埋入部。
図5　6はφ6.0×5.7mm。7はφ6.0×5.0mm。
図6　歯冠の長径13mm。

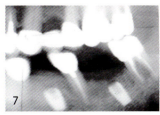
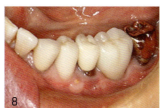
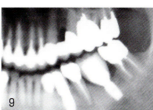

図7　4はφ4.5×8.0mm。6はφ5.0×8.0mm。
図8　ジルコニアクラウン装着。
図9　歯冠の長径11mm。

49 根未完成歯の自家歯牙移植

太田広宣（東京都開業）

Andreasen FM, Zhijie Y, Thomsen BL, Andersen PK. Occurrence of pulp canal obliteration after luxation injuries in the permanent dentition. Endod Dent Traumatol 1987；3(3)：103-115.

症例の概要

初診時年齢18歳、他医院にて治療途中の6̄の治療希望を主訴に来院された。デンタルX線写真から分岐部近心に約1.5mm以上のパーフォレーションが確認され、治療経過および自他覚症状から保存不可能と診断したが、抜歯後の治療計画として年齢を考慮し8̄を6̄相当部へ自家歯牙移植を計画した。術後約15年経過した現在も自他覚症状もなく、良好な経過をたどっている。

処置内容とその根拠

8̄半埋伏状態の根未完成な非機能歯を6̄へ自家歯牙移植を試みたが、槽間中隔を除去後ドナー歯の歯根は比較的安定をした近心抜歯窩にポジショニングした。

根未完成歯の生着率およびその予後は、根完成歯より高いという報告がされている。

Pulp Canal obliteration の出現が治癒の鍵となり、歯周組織の治癒＋歯髄治癒が今後の根未完成歯の生存率に大きく関与してくると考えられる。

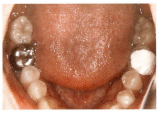
図1 初診、2000年3月。年齢、初診時18歳女性。主訴、左下の銀歯が咬むと痛い。

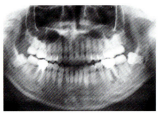
図2 根分岐部より近心根を覆うように、比較的境界明瞭な骨の透過像が認められる。

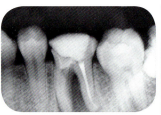
図3 根分岐部の歯周ポケットは、頬側が7mm、舌側が5mmありグリックマンClass Ⅲの状態であった。

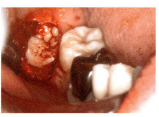
図4 埋伏している非機能歯である8̄をドナー歯とした。粘膜骨膜弁を形成したところ。

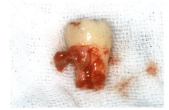
図5 抜歯した8̄。歯根のおよそ2/3が形成された状態である。

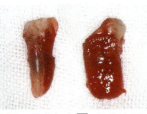
図6 抜歯した6̄。根分岐部に破折線があり抜歯と同時に二分割された。

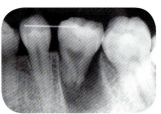
図7 2000年8月。移植時。4メタ系レジンセメントにて暫間固定。

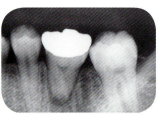
図8 2001年3月。術後7ヵ月経過時。

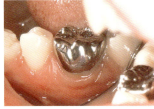
図9 2001年3月。術後7ヵ月経過時の口腔内写真。

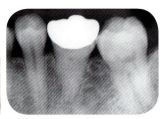
図10 2007月1月。術後6年4ヵ月経過時。近心寄りにあった移植歯根が反時計方向に回転してきている。

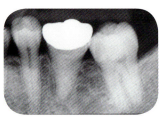
図11 2015年5月。術後14年9ヵ月経過時。経過は順調である。

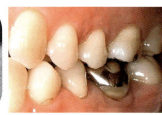
図12 2015年5月。術後14年9ヵ月経過時。口腔内写真。

50 ボールポイントヘックスドライバーのスクリュー固定式上部構造物への応用

大野素史（静岡県開業）

Linkevicius T, Puisys A, Vindasiute E, Linkeviciene L, Apse P. Does residual cement around implant-supported restorations cause peri-implant disease? A retrospective case analysis. Clin Oral Implants Res 2013；24(11)：1179-1184.

症例の概要

38歳男性。「交通外傷により損傷した1」を、他の歯を削らずに治したい」を主訴に来院された。

当該歯は保存不可能なため、抜歯後の治療オプションを説明した結果、インプラント治療を選択された。抜歯後即時埋入後5ヵ月に二次手術を行った。プロビジョナルレストレーションを装着し、チェック後に最終補綴物を装着した。

処置内容とその根拠

唇側骨保存の目的で抜歯後即時埋入を選択したが、抜歯窩側壁にドリルが誘導され、歯牙長軸のフィクスチャー埋入となった。プロビジョナルレストレーションを製作した時点でアクセスホールが唇側に出現してしまい、審美的問題が生じた。叢生もあり、メインテナンスのしやすさからアクセスホールを最大25度まで傾斜できるボールポイントヘックスドライバーの応用を試みた結果、チムニーの角度を舌側に補正した上部構造物を製作することができた。

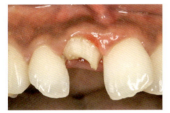
図1　上顎右側中切歯外傷により歯冠破折。破折は歯根の1/2まで及んでいた。

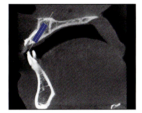
図2　歯科用CTにてフィクスチャー埋入を歯冠側よりに設定。外科用ステントを製作。

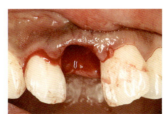
図3　歯肉溝切開しエンベロープ形成。唇舌側の骨の形態をゾンデにて触診。

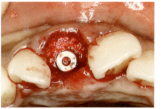
図4　フィクスチャーを舌側寄りに埋入。唇側のギャップに骨補填材料を填入。

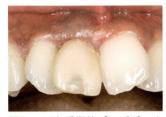
図5　二次手術後プロビジョナルを装着したが、アクセスホールが唇側に出現した。

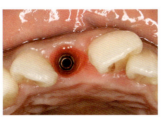
図6　歯肉貫通部に歯磨剤と思われる顆粒が存在しメインテナンスの重要性が示唆された。

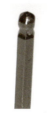
図7　ヘックス部が面取りされたボールポイントヘックスドライバーの先端部。

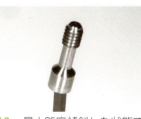
図8　最大25度傾斜した状態でリテンションスクリューの締結が可能となる。

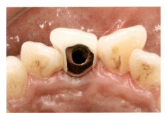
図9　アクセスホールが舌側に修正された上部構造物の製作が可能となった。

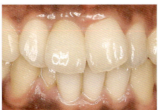
図10　最終補綴物の正面観。審美的に満足された補綴物が装着できた。

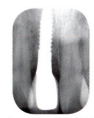
図11　最終補綴部装着後1年経過時のデンタルX線写真。良好な状態を維持している。

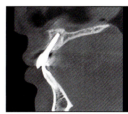
図12　最終補綴物装着後1年経過時の歯科用CT画像。唇側の骨が保存されている。

1. Bone augmentation
2. Sinus augmentation
3. Immediate implant placement
4. Implant overdenture
5. **Implant follow-up**
6. Computer aided surgery
7. Implant soft tissue management

51 ソケットプリザベーションを応用したインプラント補綴後5年以上経過症例

小野喜徳（長野県開業）

McAllister BS, Haghighat K. Bone augmentation techniques. J Periodontol 2007;78(3):377-396.

症例の概要

インプラント埋入に先立ち、抜歯窩の損傷が大きいと診断される部位において、移植材料を早期に填入することにより、抜歯窩の歯槽骨を保存し歯槽堤吸収を防止、軟組織の喪失を防ぐことができるとわかってきている。今回、抜歯後歯槽堤欠損が大きくなると診断した部位に、抜歯と同時にβ-TCPを用いたソケットプリザベーションを行った。歯槽堤の厚みと高さを再建した後、インプラントを応用し、咬合支持回復を得た症例について解説する。

処置内容とその根拠

インプラント最終補綴物の長期的予知性を考えた場合、垂直・水平的に高さと幅のある良好な歯槽骨に埋入することが大切となる。インプラントを補綴的理想的な位置に埋入すること、埋入時に良好な初期固定が得られるよう、6̄抜歯と同時にソケットプリザベーションを実施。再建された良好な歯槽骨に2本のインプラントを埋入した。最終補綴物装着から5年7ヵ月経過しているが、炎症性骨吸収等認められず良好に経過。

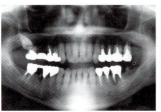

図1 7̄はC4、6̄6̄には垂直性歯根破折が認められたため、抜歯適応症と診断。

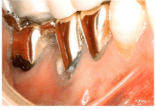

図2 6̄周囲には多量のプラークの付着。プラークコントロールの重要性について説明。

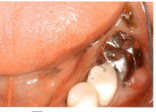

図3 6̄には膿瘍形成を認めたため、初診時切開排膿、抗生剤投与による消炎処置を実施。

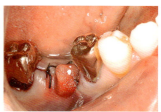

図4 6̄抜歯後、不良肉芽を徹底的に掻把し、β-TCP顆粒を緊密に填入し粘膜骨膜弁縫合。

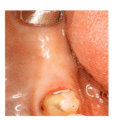

図5 8ヵ月経過時。歯槽堤の高さと幅は獲得され、周囲には十分な角化歯肉の存在を認める。

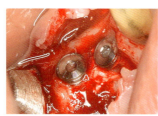

図6 β-TCPは吸収され、凸状の隆起した歯槽骨へと置換されている。2本のインプラント埋入。

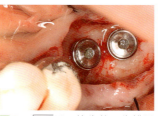

図7 6̄7̄は、抜歯後の歯槽骨吸収は軽度であると診断。6ヵ月の自然治癒後、2本埋入。

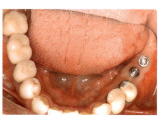

図8 6̄相当部、最終補綴物装着。ハイブリッドクラウンを仮着セメントにて装着（2009年10月）。

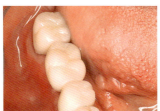

図9 エマージェンスプロファイルの形態が、両隣在歯の歯肉縁形態と一致するよう最終補綴物製作。

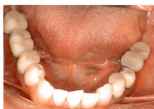

図10 6̄7̄は患者の年齢を考慮し、加齢による将来の寝たきりなどを勘案し、スクリュー固定式とした。

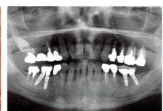

図11 6̄6̄7̄相当部、最終補綴物装着時のパノラマX線写真（2009年11月）。

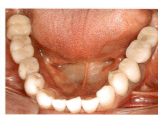

図12 最終補綴物装着から6̄部は5年7ヵ月、6̄7̄部は5年6ヵ月経過（2015年5月）。

咬合再構成におけるインプラントの役割

甲斐智之（兵庫県開業）

Gibbs CH, Lundeen HC. Jaw movements and forces during chewing and swallowing and their clinical significance. In:Lundeen HC, Gibbs CH (eds). Advances in occlusion. Boston:John Wright-PSG, 1982.

症例の概要

患者は2005年当時58歳、女性。咀嚼障害を主訴に来院された。口腔内全体にわたり歯周病は進行し、補綴歯のう蝕が多く認められた。すべての歯が保存困難と診断し、上下顎をインプラント支持の補綴で下顎偏位の改善と同時に適正な咬合機能の回復を行った。術後4年経過時において、審美性、機能性ともに満足いく結果を得られており、顎機能診査においても安定している。また、パノラマX線写真においてインプラント周辺支持骨の維持を確認することができる。

処置内容とその根拠

抜歯後、咬合高径、咬合平面を暫間義歯でほぼ決定した後にインプラント埋入を行った。オッセオインテグレーション後はTHA上にプロビジョナルレストレーションを装着した。上顎咬合平面設定後、下顎偏位の改善をTMJ画像診断および機能運動より方向性を決定したうえで行った。術前の顎機能運動記録では顆頭の開閉運動時の往路復路の軌跡が一致することなく大きくずれていたが、下顎偏位が改善され最終調整終了時には収束が見られた。

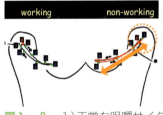
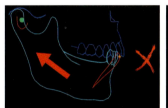
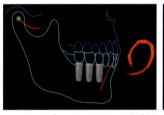
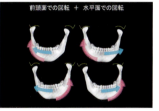

図1〜3　1）正常な咀嚼サイクルには、長く伸び、最終末付近におけるブレのない顆路が重要である。2）3）下顎が偏位した状態においては、咬合干渉を生じる可能性がある。一方、インプラントによる臼歯部バーティカルストップにより、下機能的に正常な下顎運動を可能にする。

図4　下顎偏位は、水平面的回転、前頭面的回転、それらの組み合わせに分類される。

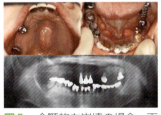
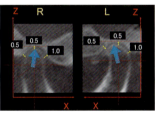
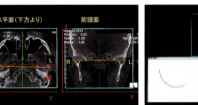
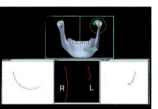

図5　全顎的な崩壊の場合、下顎偏位の予想は困難となる。

図6、7　下顎頭を左右一体として観察することで、下顎偏位のベクトルを判別する。水平面より左側への回転が認められる。前頭面、矢状面からコンプレッションが認められる。

図8　顎機能診査より、左側下顎頭の運動制限およびY軸方向への下顎偏位が認められる。

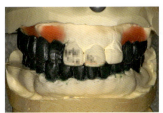
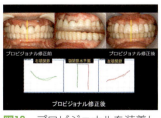
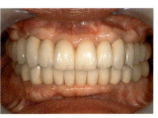

図9　仮義歯を装着し、咬合平面、咬合高径を仮決定した状態で診断ワックスアップを行う。

図10　プロビジョナルを装着したからといって下顎偏位が改善されているわけではない。バイトプレートを併用して下顎偏位を改善していく。

図11、12　最終補綴装着4年経過時正面観およびパノラマX線写真。審美性、機能性ともに満足のいく結果が得られている。

1. Bone augmentation
2. Sinus augmentation
3. Immediate implant placement
4. Implant overdenture
5. Implant follow-up
6. Computer aided surgery
7. Implant soft tissue management

53 下顎両側第二小臼歯に対してインプラントと自家歯牙移植を実施した症例

河野　出（千葉県開業）

Andreasen JO, Hjorting-Hansen E, Jolst O. A clinical and radiographic study of 76 autotransplanted third molars. Scand J Dent Res 1970; 78(6): 512-523.

症例の概要

初診年月日、2011年2月8日。性別、男性。主訴、両側下顎第二小臼歯先天欠損。既往歴、特記事項なし。現病歴、両側下顎第二乳臼歯が晩期残存しているが歯根吸収を生じている。

初診時歯式：
```
87654321 | 12345678
876E4321 | 1234E678
```

術後歯式：
```
 7654321 | 12345678
87654321 | 1234▲678
```

処置内容とその根拠

2011年8月に E| を抜歯。2週間後に 8| を抜歯すると同時に右下欠損部位に自家歯牙移植を実施した。受容側の形成はインプラント形成に準じ4-0ナイロンで縫合し、スーパーボンドで固定した。術後2週間で抜糸すると同時に根管治療を実施した。さらに3週後に暫間固定も除去すると同時にCR充填を実施した。

2013年10月 |E 自然脱落。11月 Straumann BL NC φ3.3×10mm をサブマージドで埋入。2014年1月に二次手術を実施、同月印象。2月にジルコニアクラウンをスクリュー固定した。両側とも以降同様にメインテナンスしているが、炎症所見はなく、順調に推移している。文献によると適切に処置された歯根完成第三大臼歯の長期安定率は96%である。

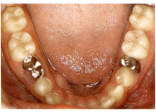
図1　初診時下顎口腔内写真。晩期残存の両側第二乳臼歯が存在する。

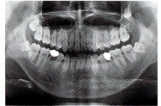
図2　同パノラマX線写真。両側第二乳臼歯の歯根は吸収していて保存不可能である。

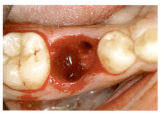
図3　受容側。槽間中隔は移植時に削合し、少し余裕をもった大きさに形成する。

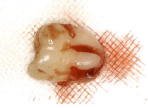
図4　移植歯。歯根膜をなるべく残すように抜歯する。

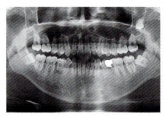
図5　移植直後のパノラマX線写真。

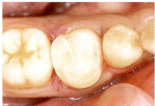
図6　術後2週間で抜糸とともに根管治療を実施。直ちにCR充填、3週後に固定を除去。

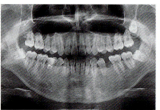
図7　2年後のパノラマX線写真。X線上では周囲骨と歯根膜腔の再生が見られる。

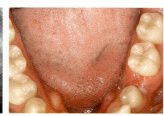
図8　同口腔内写真。

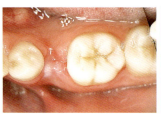
図9　反対側の |E は自然脱落した。欠損部位の近遠心距離が短く、移植の適応とならない。

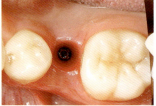
図10　φ3.3mm の Straumann BL NC を埋入した。

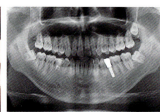
図11　インプラントと隣接する歯根との距離は許容範囲と思われる。今後の変化を観察する。

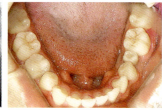
図12　頬舌的にもやや小さい上部構造となった。今後左右を比較してメインテナンスを行う。

骨膜下インプラントのリカバリー症例

小嶋榮一（東京都開業） 54

Sarment DP, Sukovic P, Clinthorne N. Accuracy of implant placement with a stereolithographic surgical guide. Int J Oral Maxillofac Implants 2003 ; 18(4)：571-577.

症例の概要

患者は1978年当時28歳、女性で、多数歯う蝕による咀嚼障害を主訴として来院。インプラント治療として骨膜下インプラントを選択し、通法どおり骨面印象を採得。フレーム製作後、1981年に最終補綴物を装着した。その20年後、経過不良を起こし両側ともに撤去した。患者の希望により、再度骨膜下インプラント治療を選択したが、今回は骨面印象を採得せずにCTデータから3D顎骨模型を製作しインプラントフレームを製作した。

処置内容とその根拠

今回の症例では、経過不良を起こした骨膜下インプラントのリカバリーとして再度骨膜下インプラントを選択した。その理由は、CAD/CAM技術の進歩によりCTデータから3D顎骨模型を製作することができたため、1回の手術で骨膜下インプラントを埋設することができ、患者の負担を軽減することができたからである。その後、最終補綴物を装着し6ヵ月ごとのメインテナンスを継続し、現在10年の長期経過を得ることができた。

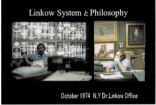
図1　1974年にNew YorkにてDr. Linkowからインプラント治療を学んだ。

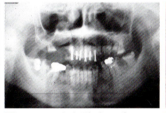
図2　1978年初診時のパノラマX線写真。

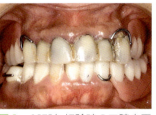
図3　1978年初診時の口腔内正面観写真。

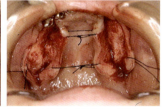
図4　1980年1回目の骨膜下インプラント骨面印象採得時。

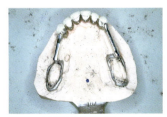
図5　骨膜下インプラント製作時の上顎結節を被覆したフレーム。

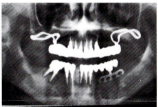
図6　1981年骨膜下インプラント埋設および補綴物装着時のパノラマX線写真。

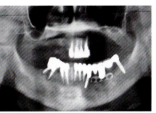
図7　約20年後経過不良により両側のインプラント体を除去した後のパノラマX線写真。

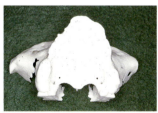
図8　CTデータから製作された3D顎骨模型。

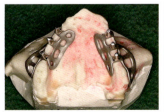
図9　顎骨模型上で製作された骨膜下インプラントのフレーム。

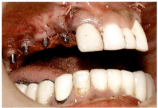
図10　2回目の骨膜下インプラントを埋設し、縫合後の口腔内写真。

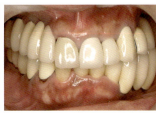
図11　補綴物装着後の口腔内写真。

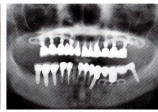
図12　補綴物装着10年経過後のパノラマX線写真。

55 臼歯部欠損に対しインプラントにて咬合回復を行った症例

小城哲治（神奈川県開業）

Eichner K. Uber eine Cruppeneinteilung der Luckengebisse fur die Prothetik. Dtsch zahnarzt Z 1955；10：1831-1834.

症例の概要

患者は54歳女性。下顎に使用しているコーヌスタイプ義歯が合わず、食べ物が挟まるという主訴にて2011年7月来院。術前診査において、Eichnerの分類と宮地の咬合三角の分類を使用して欠損の評価を行った。これらは症例の難易度、剪断応力の有無、補綴物の強度など補綴設計の指標となる。本症例は、Eichnerの分類では咬合支持が小臼歯のみであるためB3であり、宮地の咬合三角の分類では咬合支持は8ヵ所、欠損は6本のため第Ⅱエリアであった。そのため今後の咬合崩壊を軽減できるような計画を立てる必要がある。

処置内容とその根拠

可撤性義歯とインプラントを患者に説明し、咬合支持と機能面、装着感からインプラントが選択された。

上顎欠損部7 6|はZIMMER社製SwissPlus® φ3.7×12mmを使用。7|は骨移植や人工骨の使用に理解が得られず、口蓋側傾斜埋入とした。下顎欠損部はZIMMER社製Taperd Screw-Vent®、|4 5はφ3.7×11.5mm・φ3.7×8mm、|6 7はともにφ4.7×10mmとした。咬合支持の回復によりEichnerの分類ではA1に、宮地の咬合三角では第Ⅰエリアに回復した。主訴は解決され、術後3年経過での咬合崩壊の進行は留まっている。

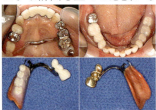

図1 使用していたコーヌスタイプの義歯。人工歯は咬耗している。

図2、3 欠損部は対合歯の挺出により、咬合平面が乱れている。その他は多数処置歯があるものの比較的問題は少ない。

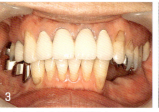

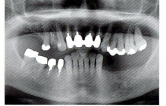

図4 パノラマ所見では上顎欠損部は上顎洞に注意が必要であるが、下顎欠損部に特記すべき所見は見られなかった。

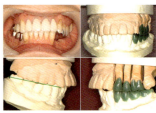

図5 術前診査ではEichnerの分類と宮地の咬合三角の分類を使用して欠損を評価した。

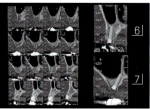

図6 欠損補綴は咬合支持と機能面などを考慮しインプラントが選択された。

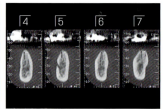

図7 7|は骨移植や人工骨の使用をしたくないとのことで口蓋側傾斜埋入を計画した。

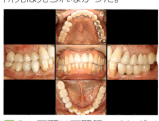

図8 下顎は下顎管、オトガイ孔などに注意しインプラントの埋入を行った。

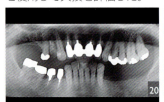

図9 約3ヵ月の免荷期間を経て、プロビジョナルレストレーションにより咬合状態を十分に確認し最終補綴物に移行。

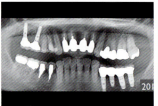

図10 2012年4月。最終補綴物装着後のパノラマX線写真。補綴物の適合状態は良好である。

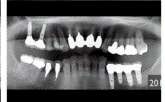

図11 約3年経過時。機能面ならびにインプラント周囲軟組織、硬組織ともに良好である。

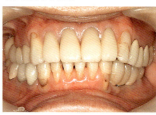

図12 3年経過時口腔内写真。3ヵ月に一度のメインテナンスを行うことで良好に経過している。

矯正治療後に先天性欠如の左下第二小臼歯部にインプラントを埋入した症例

今野賢克（宮城県開業）

Kokich VG, Kokich VO. Congenitally missing mandibular second premolars: clinical options. Am J Orthod Dentofacial Orthop 2006；130(4)：437-444.

症例の概要

初診：2009年4月8日
主訴：Ｅが痛い
骨格系：Class Ⅰ
歯系の問題点：15先欠　41頬側転位
術後歯式：　654321｜123456
　　　　　 7654321｜234▲67

48歳女性。晩期残存しているＥの痛みを訴えて来院し、保存不可能で抜歯を行った後に部分床義歯を製作した。しかし不快感が強くほとんど使用しなかったとのこと。義歯を使用せず、以前より気になっていた叢生を除去して長く自分の歯で生活できる治療を受けたいとの申し出があり、矯正治療で5部にスペースを作りインプラント補綴を行う治療計画とした。

処置内容とその根拠

矯正治療開始から5のスペースが確定した8ヵ月後に、インプラント（Spline φ4×13mm）を埋入した。矯正治療は約11ヵ月で終了し、装置除去後同月に二次手術を行った。プロビジョナルレストレーションで経過をみた後に最終上部構造を装着した。矯正治療とインプラントによって、しっかり咬めるようになり審美性も改善した。

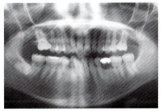 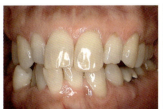 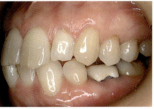 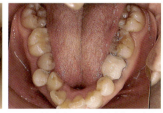

図1　Ｅ残存し痛みを訴える。15は先欠。77も欠損している。
図2　1先欠により下顎正中が右偏し、1の下に3がきている。
図3　ＥはPFMが装着されていた。臼歯関係はSuper Cl Ⅲ。
図4　前歯部から右側小臼歯部で叢生がきつい。

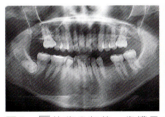 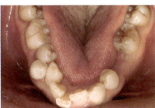 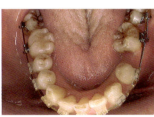 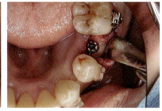

図5　Ｅ抜歯3年後。歯槽骨の高さに大きな変化はない。
図6　5部、頬側歯肉の豊隆がやや減少している。
図7　排列がほぼ終了し、インプラント埋入直前。
図8　インプラント埋入時。φ4×13mmを埋入。

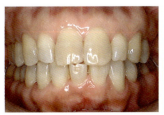 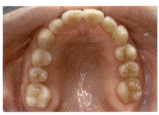 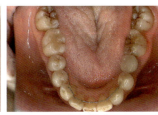 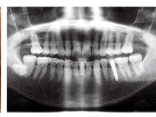

図9　最終上部構造装着時。1は先欠のため、正中は揃っていない。
図10　77は欠損。
図11　最終上部構造はハイブリッドクラウンを装着。
図12　最終上部構造装着後のパノラマＸ線写真。

57 下顎臼歯部に対してインプラントを埋入し、咬合機能を回復した症例

佐々木裕道(新潟県開業)

Trisi P, Keith DJ, Rocco S. Human histologic and histomorphometric analyses of hydroxyapatite-coated implants after 10 years of function: a case report. Int J Oral Maxillofac Implants 2005;20(1):124-130.

症例の概要

患者は65歳女性。歯石除去を希望し来院されたが 7 5| に欠損があり、初診の4年前および半年ほど前に他医院でう蝕のため抜歯されたとのこと。患者と相談した結果、固定式のインプラント治療を希望された。プラークコントロールは良好、全身疾患においては特に既往歴なし、歯ぎしりするとのこと。

処置内容とその根拠

パノラマ写真では下顎管までの距離は十分ありそうだが、CTで精査すると骨幅はおおむねあるも、舌下腺窩および顎下腺窩による凹みが認められた。HAコーティングのスプラインインプラントを使用。ドリリング時の舌側への穿孔による舌下動脈およびオトガイ下動脈などへの損傷を避けるため、安全を期しドリルにストッパーをつけ、そのドリルも先端の側面部をなめらかに処理したCASドリルを使用。補綴装着後はソフトタイプのスプリントを使用。2年7ヵ月経過したがインプラント周囲の歯肉および骨の状態は良好である。

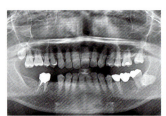
図1 術前のパノラマX線写真。全顎的に骨植良好。

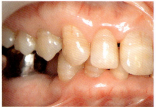
図2 初診時口腔内写真(右側面観)。口腔衛生状態は良好。

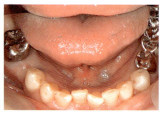
図3 初診時口腔内写真(下顎咬合面観)。

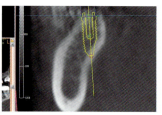
図4 コンピュータシミュレーション(|7)。顎下腺窩による凹み。

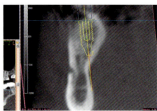
図5 コンピュータシミュレーション(5|)。舌下腺窩による凹み。

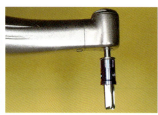
図6 OSSTEM社のCASドリル。

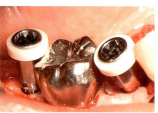
図7 スプラインインプラントφ3.75×10mm 2本を埋入。

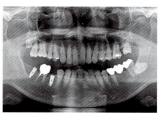
図8 埋入直後のパノラマX線写真。

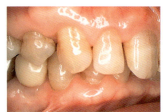
図9 2年7ヵ月経過時の口腔内写真(右側方面観)。

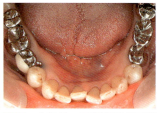
図10 2年7ヵ月経過時の口腔内写真(下顎咬合面観)。

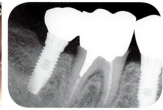
図11 2年7ヵ月経過時のデンタルX線写真。

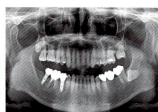
図12 2年7ヵ月経過時のパノラマX線写真。

下顎両側遊離端欠損にインプラントを応用した症例

佐藤 匡（群馬県開業）

Esposito M, Hirsch JM, Lekholm U, Thomsen P. Biological factors contributing to failures of osseointegrated oral implants. (II). Etiopathogenesis. Eur J Oral Sci 1998；106(3)：721-764.

症例の概要

患者年齢および性別：80歳、女性
主訴：前歯が取れた。奥歯をインプラントにしたい
全身的既往歴：特になし

　下顎は臼歯部が欠損し、部分床義歯を使用。4｜部は根面キャップで残根上の義歯だった。上顎は前歯部のブリッジが脱離し、支台歯は残根だった。

　欠損部や上顎前歯部以外の歯にう蝕や歯周病などのトラブルがほとんどなく、力による影響が口腔内の崩壊につながってきていると推察できる。

処置内容とその根拠

　上顎は支台歯の根管治療後、プロビジョナルレストレーションを装着した。下顎は右下欠損部にインプラントを1回法にて埋入した。7｜部位はCT上にて下顎管との近接が認められたため、埋入を回避した。

　左下欠損部位も同様にインプラント埋入した。根面キャップの歯は歯根破折が認められたため、後日抜歯を行い、インプラントを埋入した。約3ヵ月後、最終補綴物の装着を行った。

　現在経過観察中である。

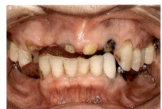 図1　初診時の正面観。上顎のブリッジが脱離し、すれ違い咬合の状態であった。

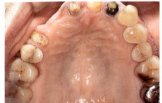 図2　初診時上顎咬合面観。

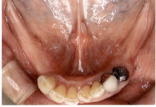 図3　初診時下顎咬合面観。

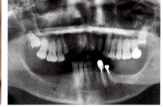 図4　初診時パノラマX線写真。

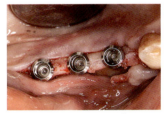 図5　下顎右側インプラント埋入（Straumann社製SP-RN）を35Ncmにて。

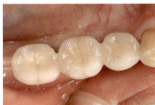 図6　下顎。最終補綴物装着。

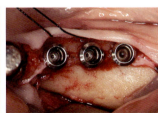 図7　下顎左側欠損部にインプラント埋入。

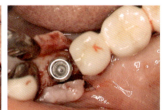 図8　下顎。根面キャップ部位、抜歯後にインプラント埋入。

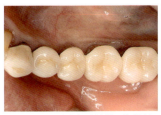 図9　下顎左側最終補綴物装着。

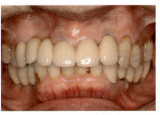 図10　最終補綴物装着時の正面観。

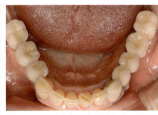 図11　最終補綴物装着時の下顎の咬合面観。

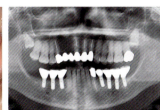 図12　術後のパノラマX線写真。現在経過は良好である。

59 インプラント周囲の炎症に対するフォトダイナミックセラピー(PDT)の応用とその効果

鈴木佐栄子(神奈川県勤務)

吉野敏明, V. Benhamou(編著), 辰巳順一, 申基喆, N.G.Loebel, 田中真喜, 小野里元気, 中澤正(著). フォトダイナミックセラピーを用いた"光殺菌"歯周治療入門. 東京：医学情報社, 2012.

症例の概要・処置内容とその根拠

インプラント周囲の炎症の対応としてフォトダイナミックセラピー(PDT)を導入したが、改善までの照射回数の予測の指標がないため患者への詳細な説明がしにくい。そのため、当医院において2014年7月〜2015年3月にインプラントの定期検診を受診した患者のうち、炎症徴候のあるインプラント体60本を対象に、炎症の進行度と改善までの照射回数などを集計し、その関係性を分析した。定期検診の検査項目のうち、PD(6点法)検査時のBOPのあった箇所数とPDTを応用して、BOPが消失するまでの照射回数などのデータを集計した。結果、今回BOPのあった箇所数とBOP消失までの照射回数はほぼ比例しており、1、2ヵ所の出血の場合は64％が2回の照射で出血が消失し、3回の照射により全体の79％が出血の消失が確認できた。以上のことから軽度の炎症から応用することで早期の改善が見込まれ、インプラント周囲での炎症の対処として有効と思われる。

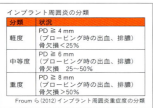

図1 Froumら(2012)インプラント周囲炎の重症度の分類にて対象群を評価・分類。72％が軽度であった。

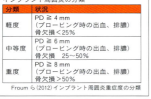

図2 使用器材：半導体レーザー(670nm) ペリオライト 医療機器第2種(13B2X10179) 非熱200mW。

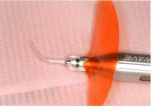

図3 使用器材：光増感剤(濃度0.01％メチレンブルー)、食用青色1号色素(MB、Wako)。

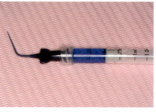

図4 縦軸は該当患者のうち、インプラント周囲炎罹患者数。横軸は上部構造装着後の経過年数。対象群の特徴はハルムスタッド州立病院のトラブル発症時期データに近似していた。

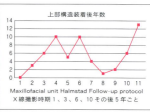

図5 埋入時の骨質は9割が良好。補綴形態はブリッジの支台のインプラント体の炎症が82％。

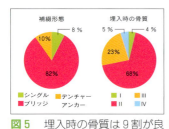

図6 照射前確認と記録(カタラーゼ反応、紫外線過敏症の有無)とPD値、BOP、照射部位。

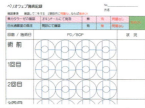
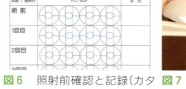

図7 術前のプロービングと毎回の照射前の検査とケア。

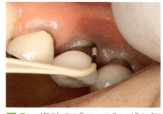

図8 ケア後にバイオジェルを注入。

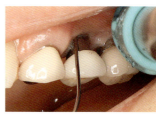

図9 レーザーの照射。1ヵ所1分：炎症の度合いにより同部位への複数回の照射。

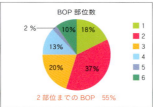

図10 術前：BOP部が2ヵ所からが37％と多く、3ヵ所までで全体の75％を占めていた。

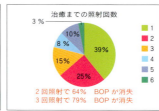

図11 2回照射で64％のBOPが消失し、3回照射により約8割にBOPの消失がみられた。

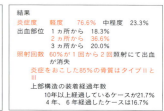

図12 早期治療にPDTは有効で、本研究にて改善までの必要照射回数の目安がついた。

破折したインプラントを除去後リカバリーした症例

高橋俊一郎（神奈川県開業）

60

Sánchez-Pérez A, Moya-Villaescusa MJ, Jornet-Garcia A, Gomez S. Etiology, risk factors and management of implant fractures. Med Oral Patol Oral Cir Bucal 2010；15(3)：e504-508.

症例の概要

初診：2013年5月
患者年齢および性別：68歳、男性
主訴：左下インプラントの違和感

　インプラント補綴後の破折の原因として、インプラント体の形状、材質、アバットメントとの嵌合様式、埋入方向が関係し、患者の咬合様式、咬合力、ブラキシズムなどが要因として考えられる。今回6̄中間歯欠損インプラント体の破折をともなった患者にインプラント体除去後、再度インプラントの除去後待時埋入を行いリカバリーした症例を報告する。

処置内容とその根拠

　トレフィンバーを用いて6̄顎骨内のインプラン体の除去を行い、骨吸収を最小限にするためにBio-Oss®とCGFメンブレンを併用してインプラント体除去手術を行った。

　5ヵ月後にASTRA TECH OsseoSpeed™ TX 5.0S φ5.0×11.0mmを30Ncmの埋入トルクで1回法にて埋入。4ヵ月の治癒期間を経て、暫間補綴物を装着し経過観察後、CAD/CAM Tiアバットメントと補綴物の破折を考慮に入れて、フルジルコニアクラウンを仮着セメントにて装着し最終補綴を終了した。

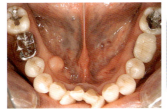
図1　術前下顎咬合面観。

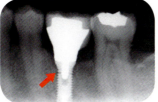
図2　6̄術前デンタルX線写真、近心第二スレッド部で破折を確認（矢印）。

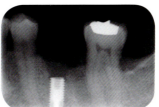
図3　同上部構造除去時のデンタルX線写真。

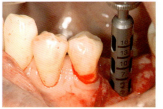
図4　トレフィンバーを用いたインプラント体の除去。

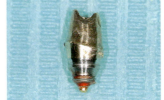
図5　除去されたアバットメント。

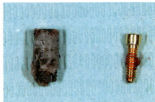
図6　顎骨内から除去されたインプラント体。

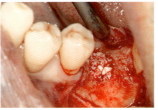
図7　インプラント体を除去した骨欠損部にBio-Oss®を填入。

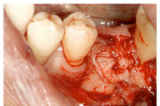
図8　CGFメンブレンの填入。

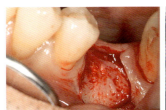
図9　インプラント体除去後5ヵ月、再埋入時の状態。

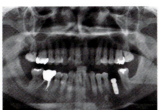
図10　インプラント体再埋入時のパノラマX線写真。

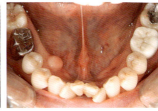
図11　最終補綴物装着時の下顎咬合面観。

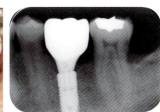
図12　最終補綴物装着時の6̄デンタルX線写真。

1. Bone augmentation
2. Sinus augmentation
3. Immediate implant placement
4. Implant overdenture
5. **Implant follow-up**
6. Computer aided surgery
7. Implant soft tissue management

61 BP製剤経口投与患者に対しインプラントを用いて口腔機能を回復した症例

玉木克弥（秋田県開業）

Lo JC, O'Ryan FS, Gordon NP, Yang J, Hui RL, Martin D, Hutchinson M, Lathon PV, Sanchez G, Silver P, Chandra M, McCloskey CA, Staffa JA, Willy M, Selby JV, Go AS; Predicting Risk of Osteonecrosis of the Jaw with Oral Bisphosphonate Exposure (PROBE) Investigators. Prevalence of osteonecrosis of the jaw in patients with oral bisphosphonate exposure. J Oral Maxillofac Surg 2010;68(2):243-253.

症例の概要

患者年齢および性別：66歳、女性

初診：2008年5月

主訴：下顎両側臼歯部欠損にともなう咀嚼障害

既往歴：骨粗鬆症（ビスフォスフォネート製剤ボナロン錠35mg、2006年10月より服用開始）

現病歴：他院にて3年前に7 6 5|6 7の欠損部位に部分床義歯を製作したが、違和感や咀嚼効率の観点から満足が得られずほとんど使用せず放置していた。

診断名：7 6 5|6 7欠損

処置内容とその根拠

患者は骨粗鬆症治療のため、約3年間BP製剤を服用していた。整形外科担当医に対診し、3ヵ月休薬後にインプラント治療を行った。手術はできる限り感染のリスクを回避するため2回法とし、骨が狭小な部分に関してはBone Spreaderを使用し骨移植は最小限に止めた。

最終補綴後約7年経過している。問題となる臨床所見もなく良好に経過しているが、近年ではインプラント機能後にBRONJを発症する症例も報告されていることから、本症例のようにインプラント埋入後に再度BP製剤服用を開始した患者においては注意が必要である。

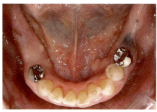

図1　初診時口腔内写真：下顎咬合面観。下顎隆起が認められる。

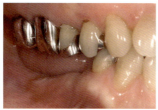

図2　同右側側方面観。

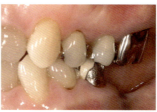

図3　同左側側方面観。

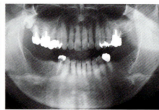

図4　同パノラマX線写真。

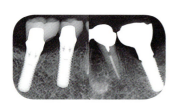

図5　最終補綴物装着後5年経過時のデンタルX線写真。6 5|6。

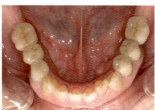

図6　最終補綴物装着後6年経過時口腔内写真下顎咬合面観。

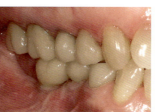

図7　同右側。プラークコントロールも良好で、インプラント周囲炎の所見も認められない。

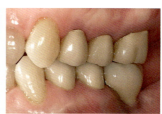

図8　同左側。

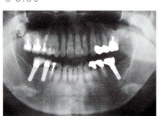

図9　同パノラマX線写真。インプラント周囲骨の異常な骨吸収は認められない。

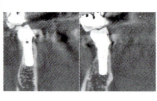

図10　最終補綴物装着後7年経過時のCT断層画像：6 5。

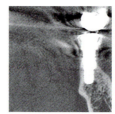

図11　同CT断層画像：6。

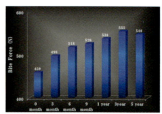

図12　総咬合力の経時的変化。治療直後459N、3年後には555Nと増加した。咬合力も強いことからナイトガードを使用。

自家歯牙移植、歯牙移動を併用して咬合再構成を行った症例

中原幹雄（滋賀県勤務）

Andreasen JO. A time-related study of periodontal healing and root resorption activity after replantation of mature permanent incisors in monkeys. Swed Dent J 1980;4(3):101-110.

症例の概要

初診：2013年10月10日

患者年齢および性別：55歳、女性

主訴：見栄えをきれいにしたい。

初診時歯式：

7	6	5	4	3	2	1		1	2	3			6	7
7	6	5	4	3	2	1		1	2	3	4	5	6	7

術後歯式：

7	6	5	4	3		1		1	2	3			6	7
7	6		4	3	2	1		1	2	3	4	5	6	7

処置内容とその根拠

まず基本的資料の採得を行い、問題点の洗い出し、治療計画の立案を行った。う蝕、歯周病に関して初期治療を行った後、自家歯牙移植と矯正治療、欠損部に関してはインプラントもしくはブリッジ、プロビジョナルセット、歯周形成外科、最終補綴という流れで治療を進めることとした。欠損部補綴治療に関しては、インプラント、ブリッジそれぞれのメリットデメリットを患者に説明したうえでブリッジによる欠損補綴を行うこととした。

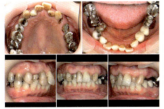

図1　初診時口腔内写真。う蝕が多数存在し、上下顎とも叢生を認める。

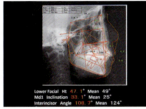

図2　セファロ分析により咬合高径が低下し、上下前歯の前方傾斜が認められた。

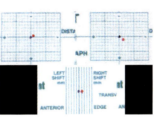

図3　CPI診査。右側小臼歯部に早期接触を認め左右約1mmの顎位のずれを認めた。

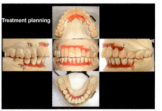

図4　診断用セットアップワックスアップモデル。⑤の転位歯を反対側6番に移植し、トゥースポジションを整える計画を立てた。

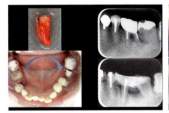

図5　移植時口腔内写真と移植前後のデンタルX線写真の比較。

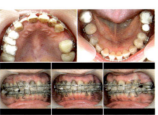

図6　移植歯の生着後、歯牙移動を開始した。

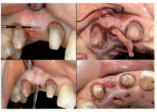

図7　審美部位のポンティック部においては口蓋より結合組織を採取し、パウチ法により歯槽堤増大術を行った。

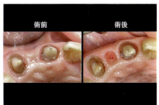

図8　歯槽堤増大術前術後の比較。

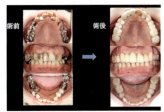

図9　初診時、最終補綴後の比較。

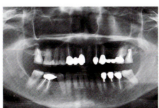

図10　最終補綴後パノラマX線写真。⑥相当部の移植歯の状態も経過良好である。

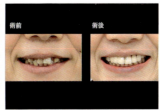

図11　口元の術前術後の比較。6前歯のプロポーションもバランスが取れ、口唇との調和も取れている。

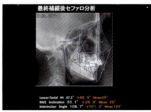

図12　術後のセファロ分析評価。理想値へと近づき術前の数値と比較して改善しているのが確認できる。

63 若年者の先天性欠如歯部位にインプラントを用いた症例

新美寿英（静岡県開業）

Science Problem Research Committee, The Japanese Society of Pediatric Dentistry, Yamasaki Y, Iwasaki T, Hayasaki H, Saitoh I, Tokutomi J, Yawaka Y, Inoue M, Asada Y, Tamura Y, Kanomi R, Maki K, Yoshihara T, Funatsu T, Teshima Y, Uesato C, Yamashita K, Ide M, Kuriyama T, Kondo T, Katoh M, Watanabe K, Fujita Y, Hasegawa H, Inada E. Frequency of congenitally missing permanent teeth in Japanese children. The Japanese Journal of Pediatric Dentistry 2010;48(1):29-39.

症例の概要

　永久歯の先天性欠如は10％程度の確率で起こり、近年増加傾向にある。今後、先天性欠如を有する若年者のインプラント希望患者は増加する可能性がある。

症例1：19歳女性、既往歴は特になし。初診時に $\overline{5|}$ 先欠部位の残存 $\overline{E|}$ を歯根破折と診断し、後日抜歯、インプラント治療を希望した。

症例2：16歳女性、既往歴は特になし。初診時に $\overline{|5}$ 先欠部位の残存 $\overline{|E}$ を歯根破折と診断し、抜歯した。矯正治療は希望せずインプラント治療を希望した。

処置内容とその根拠

症例1：身長の停止を確認し、インプラント治療を行い、7年間は経過良好である。

症例2：バンドループで保隙したところ、2年後（18歳）に $\overline{|5}$ の挺出を認めた。身長停止確認後、インプラント治療を行い、3年間は経過良好である。

　若年者の場合、就学や就職等環境の変化、長期間保隙装置を入れる場合は対合挺出やコンタクトポイントの変化にも注意が必要で、上部構造は可撤式を選択するなどの考慮が必要となる可能性が示唆された。

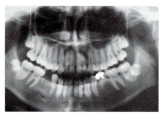

図1　症例1：初診時（19歳）の $\overline{E|}$ 抜歯後3ヵ月パノラマX線写真。

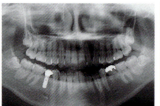

図2　術後7年のパノラマX線写真。就職し、生活環境の変化でリコールがやや困難となっている。

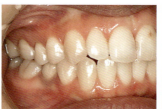

図3　術後7年の頬側面観。 $\overline{5|}$ インプラント周囲の歯肉は安定している。

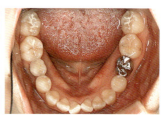

図4　術後7年の咬合面観。 $\overline{5|}$ インプラント周囲の歯肉は安定している。

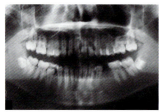

図5　症例2：初診時（16歳）の $\overline{|E}$ 抜歯後4ヵ月のパノラマX線写真。

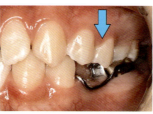

図6　バンドループ装着時の口腔内写真。矢印：図7の矢印と比較。

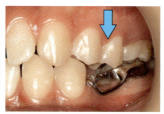

図7　抜歯後2年（18歳）の口腔内写真。矢印： $\overline{|5}$ 挺出している。

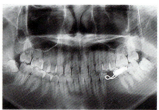

図8　抜歯後2年（18歳）の術前パノラマX線写真。

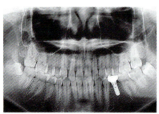

図9　埋入3年経過時パノラマX線写真。 $\overline{|5}$ インプラント周囲骨は安定している。

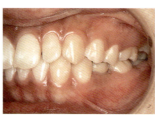

図10　埋入3年経過時頬側面観。歯肉は安定、近心コンタクトのわずかな緩みあり。

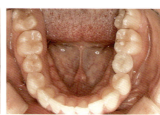

図11　同咬合面観。解剖学的な理由により上部構造は $\overline{5|}$ に比べ近遠心径が大きい。

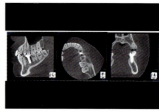

図12　同CT画像。 $\overline{|5}$ インプラント周囲骨は安定している。

前歯部の審美回復にインプラント修復を用いた症例

藤江匠摩（滋賀県勤務・歯科技工士）

64

Yamamoto S. The influence of tooth colors according to internal structure. Journal of esthetic dentistry 2012；25(1)：34-37.

症例の概要

患者年齢および性別：73歳、男性

初診：2011年10月

　犬の散歩中に転倒。他院にて1̄破折と診断され抜歯。それ以降日数が経過している。

　近年、前歯部の審美修復物においてオールセラミックスが用いられており、修復物製作にあたりマテリアル選択が重要な鍵となる。

処置内容とその根拠

　camlog φ3.8×11mm を埋入されているため、ジルコニアアバットメント（2ピースのチタンベースとジルコニアブロックで製作できる CEREC システム）を選択。過蓋咬合でブラキシズムなど口腔内状況を考慮し、数多くあるマテリアルからジルコニアを選択。ジルコニアフレーム（GC Aadva）と熱膨張係数が合致する陶材 VITA VM 9（VITA）をベニアレイヤリング法で行うことにした。ベニアレイヤリング法は築盛スペースが限られ困難であったが、審美的にも良好な結果を得ることができた。

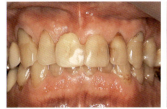
図1　前歯部、初診時口腔内写真（正面観）。

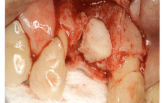
図2　CT画像の診断で唇側骨の骨吸収が確認されたためブロック骨を用いてGBR、6ヵ月後FGGも行われる。

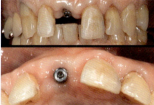
図3　二次手術後、1ヵ月経過時の口腔内写真。（上：正面観／下：咬合面観）

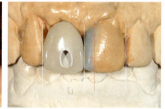
図4　テンポラリーアバットメントを用いてプロビジョナルレストレーションを製作。

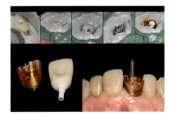
図5　Custom impression technic によりアバットメント製作用の印象を行う。

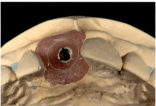
図6　作業用ガム模型。サブジンジバルカントゥアが鮮明に再現されている。

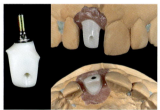
図7　CERECシステムを用いて製作したジルコニアアバットメント。

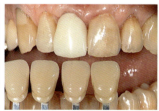
図8　シェードテイキング。「VITA Linearguide 3D-Master」を用いて撮影する。

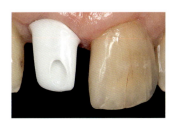
図9　シェードテイキング。拡大撮影することにより細かいキャラクタライズが確認できる。

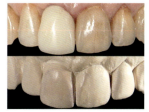
図10　画像分析・模型分析。山本尚吾先生発案の内部構造の分類に基づき分析を行った。

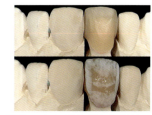
図11　上：ジルコニアフレーム。下：細かいキャラクター部分のレイヤリング。

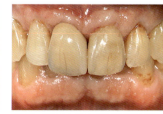
図12　完成した最終修復物の口腔内写真。

1. Bone augmentation
2. Sinus augmentation
3. Immediate implant placement
4. Implant overdenture
5. **Implant follow-up**
6. Computer aided surgery
7. Implant soft tissue management

65 インプラントを含めたフルマウス治療の症例

藤原康則（京都府開業）

Robert SS. Prosthetic procedures and periodontological awareness. Importance of emergence profile. 月刊歯科技工 1987；15(1)：30-39.

症例の概要

初診：2012年7月9日
患者年齢および性別：75歳、女性、主婦

　臼歯部の欠損補綴を希望されて来院される患者には、長期間欠損を放置していたために、本来の咬合高径や顎位が失われ、そのままでは補綴処置ができないケースが多い。それに対して咬合高径や顎位を求め、最終補綴に移行していくかが問題となる。天然歯をできるだけ保存するような計画をたて、審美的に満足できる補綴物周辺の歯周組織に対するアプローチを紹介したい。

処置内容とその根拠

　下顎には一時的に咬合高径を回復させるために義歯を使用し、下顎位の補正を行った。その位置で残存歯はTEKに置換し、|6 に φ4.5×9.5mm、|4 5 に φ3.4×9.5mm、|6 に φ3.8×9.5mm、6| に φ4.5×9.5mm の XiVE implantを埋入した。臼歯部のバーティカルストップが確立した後、プロビジョナルレストレーションを装着しスプリントにて下顎位を模索し、下顎位決定後に最終補綴物へ移行した。

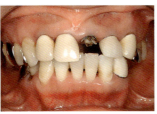
図1　咬合高径の低下、臼歯部の挺出および前歯部のフレアアウトがある。下顎位も左側に偏位していることが予測できる。

図2　歯列弓の乱れ、形態不良の補綴装置、歯肉の炎症が認められる。|1 には補綴装置の脱離と破折線が確認できる。

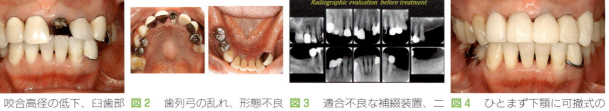
図3　適合不良な補綴装置、二次う蝕、不適切な根管治療による根尖病変が認められるが、歯周病の問題は大きくない。

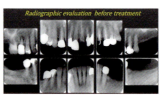
図4　ひとまず下顎に可撤式の部分床義歯を装着し、下顎位の補正を試みた。予想どおり右前方に出てきた。

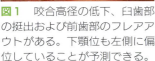
図5　|1 2 を4ヵ月かけ1本ずつ矯正的挺出を行った。|1 は挺出量が大きいため、歯冠-歯根比が厳しい状態である。

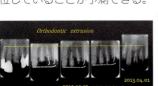
図6　矯正的挺出後、歯周外科手術を行う際、骨レベルの整合性と歯間部遊離歯肉の温存に注意した。

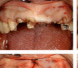
図7　左：術後3週の歯肉の状態。挺出を行った部位には調整可能な歯肉が温存されている。右：調整後。

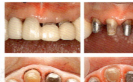
図8　最終補綴物正面観。

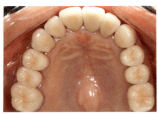
図9　上顎咬合面観。左右対称な歯列弓、中心裂溝の連続性、機能的な咬合面形態を目指した。

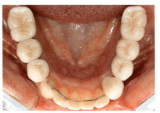
図10　画像分析・模型分析。山本尚吾先生発案の内部構造の分類に基づき分析を行った。

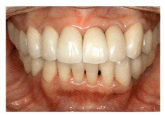
図11　支台歯と補綴装置の適合性に問題はなく、根尖病変も治癒傾向にある。

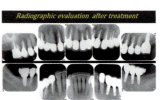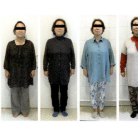
図12　左より、術前・可撤性義歯装着時・プロビジョナル装着時・最終補綴物装着時。全身のゆがみがなくなっている。

保存不可能な7|を抜歯して|8を移植した症例

66

真鍋秀樹（東京都開業）

Andreasen JO . Atlas of Replantation and Transplantation of Teeth. Philadelphia:WB Saunders, 1992.

症例の概要

患者年齢および性別：28歳、女性

初診：2014年６月25日

主訴：２年間海外勤務で帰国した。一時帰国のときにチェックを受けて以来の歯科医院。そのとき智歯が虫歯になっていると言われたが、時間がなくそのままにしてしまったので来院した。他に問題があればすべて治したい。7|の遠心には、おそらく抜歯した8|の影響が疑われる外部吸収と根尖付近までの水平的な骨吸収があり、保存が不可能である。

処置内容とその根拠

7|をインプラントで補綴するには、遠心の骨を垂直的に５mm程度増大することが必要である。

一方7|を自家歯牙移植で補綴する場合には、それに適した|8というドナーがある。歯根は単根の円錐状であり、ポケットもなく健康な歯根膜組織が維持されている。

正常な歯根膜組織のある歯牙移植を行うことで遠心の骨の再生も期待できるので、自家歯牙移植で補綴を行った。

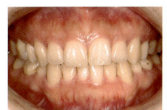

図１　2014年６月。初診時正面観。

図２　初診時右側頬側面観。

図３　初診時右側口蓋側面観。

図４　初診時パノラマＸ線写真。7|の遠心には根尖まで水平的な骨吸収が認められる。

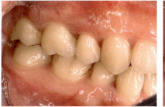

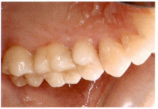

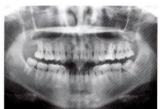

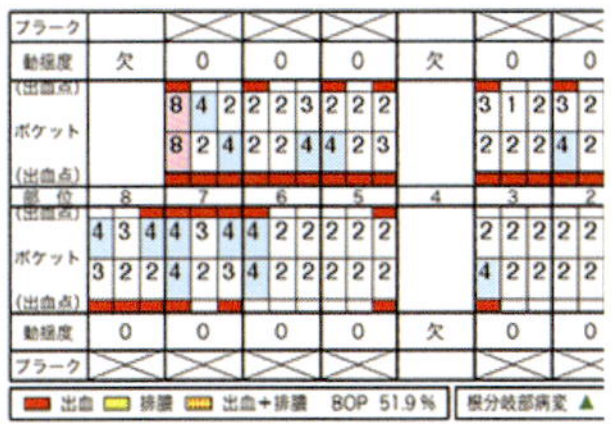

プラーク		×	×	×		×	×
動揺度	欠	0	0	0	欠	0	0
(出血点)							
ポケット		8 4 2	2 2 3	2 2 2		3 1 2	3 2
		8 2 4	2 2 4	4 2 3		2 2 2	4 2
(出血点)							
部位	8	7	6	5	4	3	2
(出血点)							
ポケット	4 3 4	4 3 4	4 2 2	2 2 2		2 2 2	2 2
	3 2 2	4 2 3	4 2 2	2 2 2		4 2 2	2 2
(出血点)							
動揺度	0	0	0	0	欠	0	0
プラーク	×	×	×	×		×	×

出血　排膿　出血＋排膿　BOP 51.9％　根分岐部病変 ▲

図５　初診時。歯周精密検査。

図６　2014年11月。移植直後デンタルＸ線写真。

図７　2014年12月。移植後６週経過時右側頬側面観。

図８　2014年12月。移植後６週経過時右側口蓋側面観。

図９　2015年１月。根管充填後デンタルＸ線写真。

図10　2015年５月。移植後６カ月右側頬側面観。

図11　2015年５月。移植後６カ月右側口蓋側面観。

図12　2015年５月。移植後６カ月デンタルＸ線写真。遠心の骨は再生してきている。

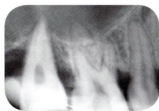

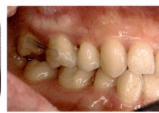

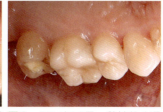

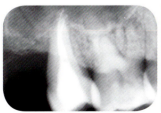

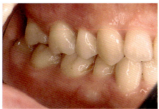

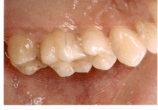

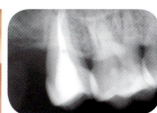

1. Bone augmentation
2. Sinus augmentation
3. Immediate implant placement
4. Implant overdenture
5. Implant follow-up
6. Computer aided surgery
7. Implant soft tissue management

6 Computer aided surgery

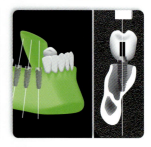

コンピュータ支援インプラント手術：
CTを応用した治療システムの1つ。ドリリングやインプラント埋入、さらには即時暫間補綴までをサポートする数多くのシステムが開発されている。静的な外科用テンプレート系と動的なバーチャルナビゲーション系とに大別される。

今読むべきインパクトの高いベスト10論文

1 Widmann G, Bale RJ. Accuracy in computer-aided implant surgery--a review. Int J Oral Maxillofac Implants 2006 ;21(2):305-313.
コンピュータ支援のインプラント手術における精度 - レビュー

2 Valente F, Schiroli G, Sbrenna A. Accuracy of computer-aided oral implant surgery: a clinical and radiographic study. Int J Oral Maxillofac Implants 2009 ;24(2):234-242.
コンピュータ支援のインプラント手術に関する精度 - 臨床的およびX線学的研究

3 Ruppin J, Popovic A, Strauss M, Spüntrup E, Steiner A, Stoll C. Evaluation of the accuracy of three different computer-aided surgery systems in dental implantology: optical tracking vs. stereolithographic splint systems. Clin Oral Implants Res 2008 ;19(7):709-716.
インプラントにおける3種類の異なるコンピュータ支援手術システムの精度の評価：光学解析法 vs 光造形スプリントシステム

4 Arisan V, Karabuda CZ, Ozdemir T. Implant surgery using bone- and mucosa-supported stereolithographic guides in totally edentulous jaws: surgical and post-operative outcomes of computer-aided vs. standard techniques. Clin Oral Implants Res 2010 ;21(9):980-988.
無歯顎顎骨に対して骨および粘膜支持型光造形ガイドを使用したインプラント手術：コンピュータ支援と通常手術の術中および術後の結果の比較

5 Azari A, Nikzad S. Flapless implant surgery: review of the literature and report of 2 cases with computer-guided surgical approach. J Oral Maxillofac Surg 2008 ;66(5):1015-1021.
フラップレスインプラント手術：文献レビューとコンピュータ支援外科アプローチによる2症例の報告

6 Komiyama A, Hultin M, Näsström K, Benchimol D, Klinge B. Soft tissue conditions and marginal bone changes around immediately loaded implants inserted in edentate jaws following computer guided treatment planning and flapless surgery: a ≥ 1 -year clinical follow-up study. Clin Implant Dent Relat Res 2012 ;14(2):157-169.
コンピュータ支援による治療計画とフラップレスサージェリーを用いて無歯顎患者に埋入した即時荷重インプラント周囲の軟組織の状態と辺縁歯槽骨の変化：1年間の臨床的フォローアップ研究

7 Pomares C. A retrospective study of edentulous patients rehabilitated according to the 'all-on-four' or the 'all-on-six' immediate function concept using flapless computer-guided implant surgery. Eur J Oral Implantol 2010 ; 3 (2):155-163.
フラップレスコンピュータガイドインプラント手術を用いた「All-on- 4 」もしくは「All-on- 6 」即時機能コンセプトに従い治療した無歯顎患者の後ろ向き研究

8 De Santis D, Malchiodi L, Cucchi A, Canton LC, Trevisiol L, Nocini PF. Computer-assisted surgery: double surgical guides for immediate loading of implants in maxillary postextractive sites. J Craniofac Surg 2010 ;21(6):1781-1785.
コンピュータ支援外科手術：上顎臼歯部におけるインプラントの即時荷重に対するダブルサージガイド

9 Pozzi A, Holst S, Fabbri G, Tallarico M. Clinical reliability of CAD/CAM cross-arch zirconia bridges on immediately loaded implants placed with computer-assisted/template-guided surgery: a retrospective study with a follow-up between 3 and 5 years. Clin Implant Dent Relat Res 2015 ;17 Suppl 1 :e86-96.
コンピュータ支援／テンプレートガイドサージェリーを用いて埋入したインプラントに即時荷重を行ったCAD/CAMクロスアーチジルコニアブリッジの臨床的信頼性：3～5年のフォローアップ期間における後ろ向き研究

10 Vieira DM, Sotto-Maior BS, Barros CA, Reis ES, Francischone CE. Clinical accuracy of flapless computer-guided surgery for implant placement in edentulous arches. Int J Oral Maxillofac Implants 2013 ;28(5):1347-1351.
無歯顎患者のインプラント埋入におけるフラップレスコンピュータガイド手術の臨床的精度

Evaluation of the accuracy of three different computer-aided surgery systems in dental implantology: optical tracking vs. stereolithographic splint systems

インプラントにおける3種類の異なるコンピュータ支援手術システムの精度の評価：光学解析法 vs 光造形スプリントシステム

Ruppin J, Popovic A, Strauss M, Spüntrup E, Steiner A, Stoll C.

目的：インプラント手術において、コンピュータ支援外科手術（CAS）は高い医学的利益をもたらすことができる。患者にCASによる治療計画をトランスファーするために、2つの異なるテクニックが確立されている：サージカルテンプレート（スプリント）の使用、もしくは光学追跡法を利用した口腔内のナビゲーションシステムである。本研究の目的は、光学追跡法2つ、光造形スプリント1つ、計3つの異なるCASシステム (Artma virtual patient, RoboDent LapAccedo, Materialise SurgiGuide) での総合的な適用精度を評価することである。

材料および方法：合計120本のインプラントを20遺体の下顎骨に埋入した。コンピュータ上でインプラントの埋入位置を計画するために、専用のソフトウェアにインポートした術前のCTスキャンを使用した。インプラントの埋入は、光学追跡法か光造形スプリントシステムのどちらかを使用して行われた。インプラントの埋入位置を確認するために、術後のCTスキャンを行った。立案したインプラントの埋入位置と実際に行ったインプラントの埋入位置を比較するために、半自動アプローチがなされた。各インプラントの埋入位置（Delta xy）、深度（Delta z）ならびに軸（Delta phi）について、立案した位置と実際に行った位置の差異を測定した。

結論：異なるトランスファーテクニックに関わらず、すべてのグループ間に統計学的有意差は認めなかった。得られた精度は、使用したCTスキャンの空間分解能とよく一致していた。

（Clin Oral Implants Res 2008;19(7):709-716.）

Objectives:In dental implant surgery, computer-aided surgery (CAS) techniques can provide a high medical benefit. Two different techniques are established for transferring a CAS treatment planning to the patient: the use of surgical templates (splints) or intraoperative navigation using optical tracking. The aim of this study was to evaluate the total application accuracy of three different CAS systems (Artma virtual patient, RoboDent LapAccedo, Materialise SurgiGuide): two featuring optical tracking, one featuring stereolithographically manufactured splints.
Materials and Methods:A total of 120 implants were placed into 20 human cadaver mandibles. Preoperative computed tomography (CT) scans imported to the corresponding software were used to plan the implant positions on the computer. Implant placement was performed using either optical tracking or stereolithographic splints. Postoperative CT scans were used to obtain the achieved implant positions. A semi-automatic approach was developed to compare planned and achieved implant positions. Deviations between planned and achieved positions were measured for each implant in position (Delta xy), depth (Delta z) and axis (Delta phi).
Conclusion:Despite the different techniques of transfer, no statistically significant differences were found between all groups. The accuracy achieved corresponded well with the spatial resolution of the CT Scans used.

Flapless implant surgery: review of the literature and report of 2 cases with computer-guided surgical approach

フラップレスインプラント手術：文献レビューとコンピュータ支援外科アプローチによる 2 症例の報告

Azari A, Nikzad S.

目的：近代のインプラント歯学は、最小限の低侵襲な外科アプローチにより、機能、審美ならびに満足度を提供できるテクニックを用いている。これらの要件を満たすため、フラップレスインプラント手術が提唱されている。従来、本来備わっている盲目性のために為害性をもたらす可能性がある、ティッシュパンチテクニックを使用してフラップレスインプラント手術が行われてきた。本論文の目的は、コンピュータ支援インプラント治療の原則にしたがって 2 名の患者の治療に使用した予知性のあるフラップレスアプローチを紹介することにある。

材料および方法：専用の相互性コンピュータソフトウェアプログラムと CT のような 3 D ラジオグラフィックテクニックを使用し、各インプラントの正確な埋入位置を立案した。"補綴主導型インプラント歯学"のコンセプトを使用し、 2 名の患者に外科手術を行った。

結果：高機能のテクニックによるインプラントの治療計画立案術式は公衆衛生に相当な利益をもたらす可能性がある。

結論：このような近代アプローチには多くの利点が存在する可能性はあるが、近年では患者の口腔内でバーチャルプランニングを行うことしか開発されていない。インプラント治療においてこの新しいアプローチの判断を行うにはさらなる研究が必要である。

（J Oral Maxillofac Surg 2008 ;66(5):1015-1021.）

Purpose: Modern implantology uses techniques that can provide function, esthetics, and comfort with a minimally invasive surgical approach. Flapless implant surgery has been proposed to fulfill these requirements. Traditionally, flapless implant surgery was carried out by using a tissue punch technique, which may be potentially harmful because of the inherent blindness of the technique. The purpose of this article is to introduce a predictable flapless approach for treatment of 2 patients through principles of computer-guided implantology.
Materials and Methods: Using dedicated interactive computer software programs and 3D radiographic techniques such as computed tomography (CT), the precise location of each implant was planned. Using the concept "prosthetic-driven implantology," surgery was carried out for the rehabilitation of 2 patients.
Results: The procedure of implant planning in this sophisticated technique has potential to yield substantial public health benefits.
Conclusion: Although this modem approach may have many advantages, transferring virtual planning to the patient's mouth has only been developed recently. Further research is required to justify this novel approach for implant rehabilitation.

Clinical reliability of CAD/CAM cross-arch zirconia bridges on immediately loaded implants placed with computer-assisted/template-guided surgery: a retrospective study with a follow-up between 3 and 5 years

コンピュータ支援／テンプレートガイドサージェリーを用いて埋入したインプラントに即時荷重を行ったCAD/CAMクロスアーチジルコニアブリッジの臨床的信頼性：3～5年のフォローアップ期間における後ろ向き研究

Pozzi A, Holst S, Fabbri G, Tallarico M.

目的： 本研究の目的は、埋入後5年までのジルコニアベースのインプラント支持型スクリュー固定性クロスアーチブリッジにおけるインプラントおよび補綴装置の残存率と成功率を後ろ向きに評価することである。

材料および方法： 22名の患者（11名の男性と11名の女性、平均年齢68.3歳）に対し、4～10本のインプラントで支持された、26のCAD/CAMによるクロスアーチジルコニアインプラントブリッジ(NobelProcera Implant Bridge Zirconia; Nobel Biocare AG, Zurich, Switzerland)の治療を行った。すべての患者は少なくとも3年のフォローアップ期間を経過した（36～60ヵ月の範囲で平均42.3ヵ月）。メインテナンス中4ヵ月ごとに臨床的評価が行われた。臨床的結果はインプラントの生存率と補綴装置の成功率、臨床的合併症、患者満足度ならびに軟組織パラメータで評価した。カテゴリー変数間の関連性を評価するためにフィッシャー検定を使用した。

結果： ドロップアウトした患者はいなかった。5年までのインプラントと補綴装置の生存率は100％だった。26のうち3つの補綴装置（348ヵ所のうち5ヵ所）で、セラミックの破折が認められ、補綴装置レベルでは、その累積成功率は88.5％であり、部位別では累積成功率は98.6％だった。22名の患者は機能的および審美的に高い満足度を示した。すべてのインプラント周囲軟組織において、良好なパラメータが認められた。

結論： 機械的に製作されたジルコニアベースのインプラント支持型スクリュー固定性クロスアーチブリッジは、従来無歯顎患者に製作されてきたメタルセラミッククラウンによる補綴装置に代わる装置となりうる。

（Clin Implant Dent Relat Res 2015;17 Suppl 1:e86-96.）

Purpose: The purpose of this study is to retrospectively evaluate the implant and prosthetic survival and success rates of zirconia-based, implant-supported, screw-retained, cross-arch restorations up to 5 years after placement.
Materials and Methods: Twenty-two consecutive edentulous patients (11 males and females, each; mean age 68.3 yers) received 26 CAD/CAM cross-arch zirconia implant bridges (Nobel Procera Implant Bridge Zirconia; Nobel Biocare AG, Zurich, Switzerland) supported by 4 to 10 implants each. All patients were followed for at least 3 years (range 36-60 months, mean 42.3 months). Clinical assessments were scheduled every 4 months during hygiene maintenance. Outcomes were implant and prosthetic survival rates, prosthetic success rate, any observed clinical complications, patient satisfaction, and soft tissue parameters. Fisher's exact test was used to assess associations between categorical variables.
Results: No dropouts occurred. The overall implant and prostheses survival rate up to 5 years was 100%. Three out of 26 restorations (five out of three hundred forty eight dental units) showed an adhesive chip-off fracture of the veneering ceramic, scoring a cumulative prosthetic success rate of 88.5% at the prosthetic level and 98.6% at the unit level. All 22 patients were functionally and aesthetically highly satisfied with their restorations. Successful soft tissue parameters were found around all implants.
Conclusions: Industrially manufactured, zirconia-based, implant-supported, screw-retained, cross-arch restorations are a viable alternative to conventionally manufactured porcelain-fused-to-metal restorations for rehabilitating the edentulous patient.

67 インプラント治療における NobelClinician™ SmartFusion の有用性

砂盃　清（群馬県開業）

Sarment DP, Sukovic P, Clinthorne N. Accuracy of implant placement with a stereolithographic surgical guide. Int J Oral Maxillofac Implants 2003;18(4):571-577.

症例の概要

初診：2015年1月

患者年齢および性別：85歳、女性

初診時歯式：

		7	6	5	4	3				2	3	4	5	6	7	
8			5	4	3	2	1	1	2	3	4	▲	▲			

術後歯式：

		7	6	5	4	3				2	3	4	5	6	7	
8			5	4	3	2	1	1	2	3	4	▲	▲	▲		

インプラントシミュレーションソフトウェア（NobelClinician™ Ver.2.3〜）にて、CTデータとNobelProcera Genion II スキャナーで取り込んだセットアップデータを融合させ、SmartFusion を利用し製作したサージカルテンプレートを応用した。

処置内容とその根拠

ガイデッドサージェリーにより、Brånemark System® Mk III Groovy RP φ3.75×10mm を埋入後、約2ヵ月の免荷期間を経て上部構造を装着した。

SmartFusion により、CT撮影も1回のみで済み、ラジオグラフィックガイドを作成することもなく、骨や残存歯だけでなく、歯肉の状態を見ながらプランニングが可能となった。そしてより適合の良いサージカルテンプレートが製作でき、より精度の高い埋入手術が可能となった。

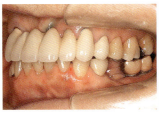
図1　初診時口腔内左側所見。5⏌、同部の角化付着粘膜の存在を認める。

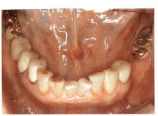
図2　初診時口腔内下顎咬合面観。CT撮影とスタディモデル製作のため印象採得を施行。

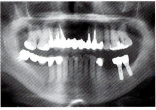
図3　初診時パノラマX線写真。約3年前に5⏌を歯根破折にて抜歯後放置。

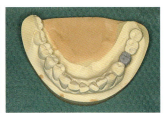
図4　スタディモデル上で、最終上部構造を想定した診断用セットアップを製作。

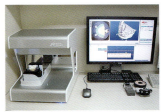
図5　NobelProcera Genion II でスキャニングし、軟組織データを含む情報収集。

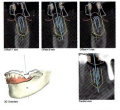
図6　SmartFusion により、CTデータとセットアップデータを融合させ、治療計画を立案。

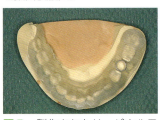
図7　製作されたサージカルテンプレートはわずかな調整で口腔内でも良好な適合性を示す。

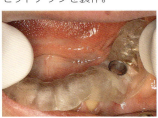
図8　サージカルテンプレートを装着し、Guided Surgery によるインプラント埋入術。

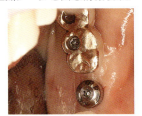
図9　フラップレスのインプラント埋入手術後。ヒーリングアバットメント装着。

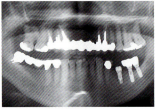
図10　術後パノラマX線写真。Brånemark System® Mk III Groovy RP 3.75×10mm を埋入。

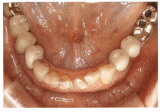
図11　最終上部構造（Procera ジルコニアフレーム＋セラミックス）をスクリュー固定。

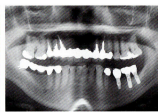
図12　最終上部構造装着後のパノラマX線写真。術前に想定したとおりの上部構造が完成。

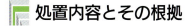
1. Bone augmentation
2. Sinus augmentation
3. Immediate implant placement
4. Implant overdenture
5. Implant follow-up
6. **Computer aided surgery**
7. Implant soft tissue management

68 ガイデッドサージェリーから考察するインプラント上部構造物

木村健二（千葉県開業・歯科技工士）

Sarment DP, Sukovic P, Clinthorne N. Accuracy of implant placement with a stereolithographic surgical guide. Int J Oral Maxillofac Implants 2003;18(4):571-577.

症例の概要

27歳女性。|1歯根破折を主訴として来院。インプラントシミュレーションソフト（coDiagnostiX™）およびCAD/CAM（CARES）を用い、患者のCTデータ（DICOMデータ）とスタディモデルのデータ（STLデータ）を合成し、鮮明な画像上でインプラント埋入前のシミュレーションを行った後、サージカルガイドの製作を行い、トップダウントリートメントを達成した症例である。

処置内容とその根拠

患者の状況を詳細に反映した画像を用いてディスカッションを行い、歯科医師によりインプラントの埋入位置が決定された。計画に基づいてサージカルガイドを製作し、これを用いて計画どおりの位置に埋入手術が行われたことが確認された。2種の画像の合成により、従来の方法と比較してシミュレーション精度が向上し、手術の正確性が増したと考えられる。

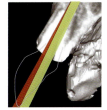
図1 インプラント埋入角度のわずかな誤差が先端部に大きな影響を与える。

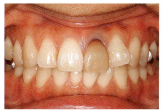
図2 27歳女性。|1、歯根破折により来院。インプラントによる審美修復を希望。

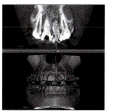
図3 患者のCT（DICOM）データを歯科医師よりお預かりし、詳細な顎骨の情報が得られた。スライドの中にアーチファクトが確認できる。

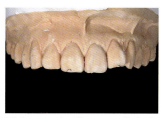
図4 スタディモデルをCARESにてスキャンし、歯肉、歯冠外形のSTLデータが得られた。

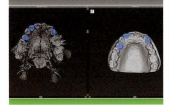
図5 2種のデータをインプラントシミュレーションソフト（coDiagnostiX™）にて合成しひとつの画像にした。

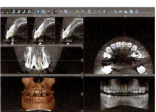
図6 補綴的観点から考えられる諸状況を歯科医師へ説明した。

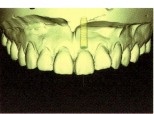
図7 歯科医師によりインプラント埋入位置が決定された。

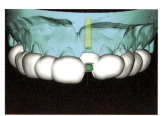
図8 サージカルガイド製作。デザイン後、ミリングマシン（Arum 5X）にて切削。

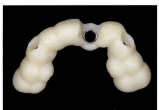
図9 スリーブを差し込みサージカルガイドが完成した。

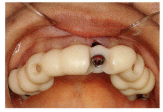
図10 サージカルガイド口腔内装着。覗き窓にて適合が一目で確認できるようになっている。

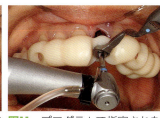
図11 プログラムで指定されたドリルを用いて、歯科医師によりインプラントが埋入された。

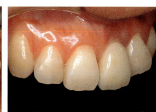
図12 予定どおりの位置へ埋入され、審美性の高い補綴物が口腔内に装着された。

1. Bone augmentation
2. Sinus augmentation
3. Immediate implant placement
4. Implant overdenture
5. Implant follow-up
6. Computer aided surgery
7. Implant soft tissue management

69 咬合再構成後、CT画像による診査・診断を行いインプラントを埋入した症例

齋藤栄崇（東京都勤務）

Isidor F. Loss of osseointegration caused by occlusal load of oral implants. A clinical and radiographic study in monkeys. Clin Oral Implants Res 1996;7(2):143-152.

症例の概要

患者は74歳男性。2014年5月の初診時に全顎的治療と審美障害を主訴に来院。

残存歯の咬耗が著しく、上顎前歯部がフレアアウトし過蓋咬合である。咬合時片側のみでの咬合接触であり右側の側方運動が困難なため、咬合高径の挙上を含めた咬合再構成が必要であると診断した。

処置内容とその根拠

下顎誘導法を用いプロビジョナルレストレーションを製作し装着、6ヵ月間の咬合調整と筋・顎関節の確認を行った。咬合の安定を確認し、$\overline{4+5}$、$\overline{2+2}$まで最終補綴物を装着。$\overline{6|}$欠損部位にcamlogインプラント（φ4.3×9mm）の埋入を試みたが初期固定が得られず、φ5.0×9mmのインプラント体に変更し埋入、2回法とした。顎位の安定を図りインプラントの埋入を行った。

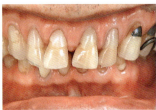
図1 上顎前歯部がフレアアウトし過蓋咬合である。

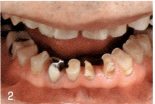
図2、3 残存歯の咬耗が著しく空隙歯列弓である。

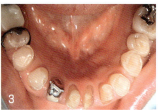

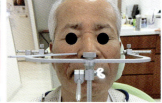
図4 フェイスボウトランスファーを使用。

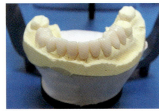
図5 プロビジョナルレストレーションを製作。

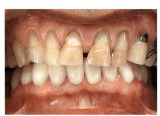
図6 $\overline{5+5}$までプロビジョナルレストレーションを装着。調整と製作を6ヵ月間繰り返し行った。

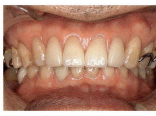
図7 咬合の安定を確認し$\overline{2+2}$、$\overline{4+5}$まで最終補綴物を装着。

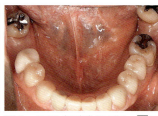
図8 下顎歯列咬合面観。$\overline{6|}$欠損部位にインプラントの埋入を行うため、$\overline{5|}$はプロビジョナルレストレーションの状態である。

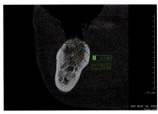
図9 術部CT画像。画像上では下顎管までの距離が13mm、頬舌的幅径が10mmである。

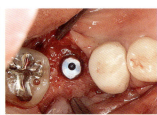
図10 インプラント埋入後の咬合面観。

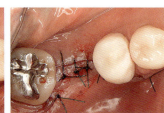
図11 縫合後の咬合面観。

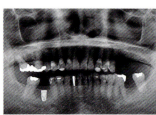
図12 インプラント埋入直後のパノラマX線写真。画像上で下顎管までの距離が3mmであることを確認。

コーンビームCTを用いた切歯管位置の研究

鈴木祐輔（千葉県勤務）

Kan JY, Rungcharassaeng K, Roe P, Mesquida J, Chatriyanuyoke P, Caruso JM. Maxillary central incisor–incisive canal relationship: a cone beam computed tomography study. The American Journal of Esthetic Dentistry Fall 2012 2012;2(3):180-187.

症例の概要

上顎中切歯部においてインプラント埋入時、留意すべき点の1つとして切歯管の位置が挙げられる。現在コーンビームCTによって切歯管の位置を術前に確認することが一般的だが、CTの断層の決め方により切歯管の見え方が大きく変わることがKanらによって明らかにされている。今回の研究では体軸断面の位置をapical、central、incisalの3つに設定し切歯管の見え方を20症例で検証した。

処置内容とその根拠

apicalのグループでは84％、centralのグループでは42％、incisalのグループでは12％切歯管が見えることが確認された。

断層を設定するアーチの形状はもとより、体軸断面の位置の高さによっても、切歯管の見え方が大きく変わる事が示唆された。これにより上顎中切歯部においてインプラント埋入の際はより一層の正確な診断、治療が必要であると思われる。

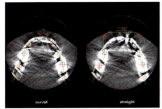

図1 体軸断面を任意の位置に設定し、アーチをカーブとストレートで決定し計測を行った。

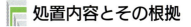

図2 ストレートとカーブのそれぞれのCT矢状断面像。

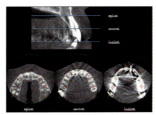

図3 体軸断面の位置を上からapical、central、incisalの3つに設定した。

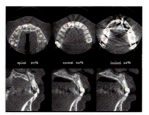

図4 apical、central、incisalでのそれぞれの切歯管の見え方。

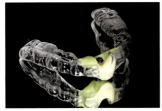

図5 ガイデッドサージェリーを行った上顎前歯部の一症例。

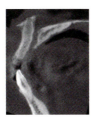

図6 術前の矢状断面のCT画像。

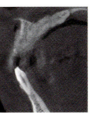

図7 切歯管グラフト後の矢状断面のCT画像。

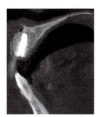

図8 インプラント埋入、唇側グラフト後の矢状断面のCT画像。

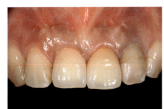

図9 補綴終了後の正面観。

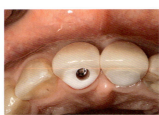

図10 補綴終了後の咬合面観。

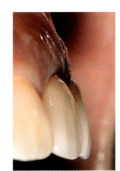

図11 補綴終了後の側方面観。

71 NobelClinician™ Communicator の有用性

山本聖子（群馬県勤務）

Worthington P, Rubenstein J, Hatcher DC. The role of cone-beam computed tomography in the planning and placement of implants. J Am Dent Assoc 2010;141 Suppl 3:19S-24S.

症例の概要

初診：2014年11月
患者年齢および性別：64歳、女
主訴：右側で噛めない。

　4年前に当院にて左下臼歯部のインプラント治療を行い、経過が順調なため、右下欠損部のインプラント治療も希望された。

　通法に従いインプラント治療を進めるにあたり、インプラント治療の説明、術前のプランニングや上部構造の説明に NobelClinician™ Communicator を用いた。

処置内容とその根拠

　歯周基本治療後、撮影した CT データを NobelClinician で解析、治療計画を立案した。NobelConnect という Cloud 上にアップされたデータは、NobelClinician™ Communicator を用いることにより、患者へのよりスムーズな治療説明が可能になっただけでなく、スタッフやラボとの連携もさらに図りやすくなった。安心安全なインプラント治療に大きく貢献するツールである。

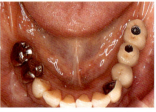
図1　初診時の口腔内写真。右下臼歯部は十数年前より欠損したままであった。

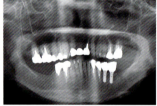
図2　初診時のパノラマX線写真。左下臼歯部には4年前に2本のインプラントを埋入している。

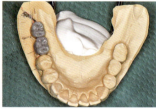
図3　診断用ワックスアップを元に診断用ステントを製作し、CT撮影を行った。

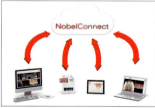
図4　iPad を用いることにより、NobelConnect 上のデータにいつでもどこでもアクセスできる。

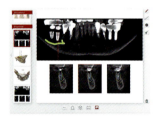
図5　NobelClinician™ Communicator で表示したインプラント埋入シミュレーションCT画像。

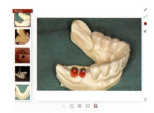
図6　撮影した写真の表示だけでなく、必要に応じて線や図形を描き込むこともできる。

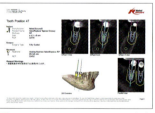
図7　NobelClinician で立案した治療計画は PDF にして利用することができる。

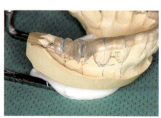
図8　治療計画を歯科技工士と共有して作成されたステント。

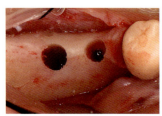
図9　7⏌6相当部に2本のインプラントを埋入した。

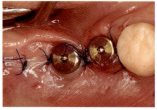
図10　十分な初期固定を獲得し、口腔清掃状態も良好なため1回法を選択した。

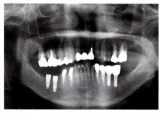
図11　インプラント埋入後のパノラマX線写真。

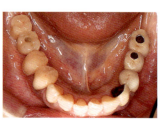
図12　最終補綴物装着後の咬合面観。

1. Bone augmentation
2. Sinus augmentation
3. Immediate implant placement
4. Implant overdenture
5. Implant follow-up
6. **Computer aided surgery**
7. Implant soft tissue management

72 治療恐怖症の患者に対し可及的に低侵襲でインプラント埋入を行った症例

若井広明（東京都開業）

Fortin T, Bosson JL, Isidori M, Blanchet E. Effect of flapless surgery on pain experienced in implant placement using an image-guided system. Int J Oral Maxillofac Implants 2006;21(2):298-304.

症例の概要

　患者は68歳、女性。上顎左側のブリッジの支台歯周囲の腫脹を主訴に来院。下顎左側大臼歯を長期欠損状態としていた。上顎左側のブリッジを除去した場合、Eichnerの分類B2となり、左側の咬合接触を失うこととなる。また、宮地の咬合三角では第2（咬合欠陥）エリアの最下方であり、右側のブリッジ脱離等により容易に第3（咬合崩壊）エリアに移行するポイントにある。

処置内容とその根拠

　2が保存不可能であることを説明し、咬合支持数を増やすことを提案。患者は歯科治療に対し強い不安をもっており、また患者自身がご主人に対し説明と同意を得て治療方針を決定するため、治療の選択肢と内容をできるだけ詳細に説明した。患者はインプラント治療を選択したが外科処置に不安があるため、まずガイドを使用したフラップレスでの下顎大臼歯への埋入を行った。インプラント治療に対しての不安が緩和されたため、上顎左側には骨造成後のインプラント治療を提案するが、骨造成のない手術を希望した。限られたスペースであり補綴に制限ができるものの、既存骨に埋入可能な骨が存在したためガイドを使用し埋入位置を決定した。

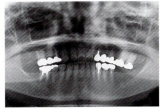 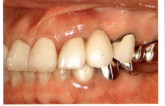 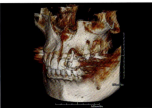 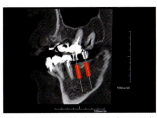

図1　左下大臼歯の欠損を放置。左上ブリッジ支台歯の疼痛で来院。

図2　2周囲の発赤、腫脹を認める。

図3　CT画像。歯根全周の骨吸収を認め抜歯。治癒期間は義歯装着するも、固定性補綴物を希望。

図4　治療恐怖症の患者の不安を考慮し、下顎左側臼歯部にガイドを製作しフラップレス手術を計画。

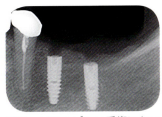 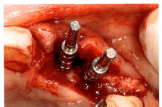 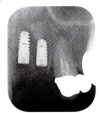 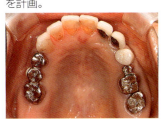

図5　フラップレス手術においては、埋入深度のコントロールが可能な骨縁下埋入タイプのインプラントが有利である。

図6　患者は骨造成手術等には否定的であり、最終補綴の形態的な問題を説明し既存骨埋入とした。

図7　犬歯部は埋伏根を避け8mmのインプラントを選択した。

図8　補綴終了後上顎咬合面観。

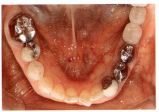 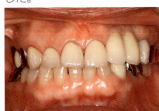 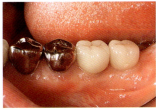 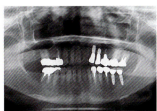

図9　下顎咬合面観。

図10　術後2年2ヵ月経過時。上顎左側歯冠長の問題はあるが周囲組織は安定している。

図11　下顎臼歯部インプラント歯頚ラインは連続性があり、口腔衛生は良好である。

図12　パノラマX線写真。上下顎とも骨吸収なく、良好に経過している。

1. Bone augmentation
2. Sinus augmentation
3. Immediate implant placement
4. Implant overdenture
5. Implant follow-up
6. Computer aided surgery
7. **Implant soft tissue management**

7 Implant soft tissue management

インプラントのソフトティッシュマネージメント：
口腔インプラント周囲の軟組織の歯周病学的健康を維持するために施術される処置。たとえば、定期的なスケーリング、研磨、口腔衛生指導のような非外科的処置を含む。

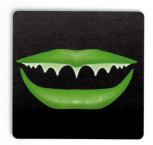

今読むべきインパクトの高いベスト10論文

1 Fürhauser R, Florescu D, Benesch T, Haas R, Mailath G, Watzek G. Evaluation of soft tissue around single-tooth implant crowns: the pink esthetic score. Clin Oral Implants Res 2005 ;16(6):639-644.
単独インプラント支持型クラウン周囲軟組織の評価：ピンクエステティックスコア

2 den Hartog L, Slater JJ, Vissink A, Meijer HJ, Raghoebar GM. Treatment outcome of immediate, early and conventional single-tooth implants in the aesthetic zone: a systematic review to survival, bone level, soft-tissue, aesthetics and patient satisfaction. J Clin Periodontol 2008 ;35(12):1073-1086.
審美領域における即時、早期、通常埋入された単独歯インプラントの治療効果：生存率、骨レベル、軟組織、審美、ならびに患者満足度に関するシステマティックレビュー

3 Jung RE, Holderegger C, Sailer I, Khraisat A, Suter A, Hämmerle CH. The effect of all-ceramic and porcelain-fused-to-metal restorations on marginal peri-implant soft tissue color: a randomized controlled clinical trial. Int J Periodontics Restorative Dent 2008 ;28(4):357-365.
インプラント周縁部軟組織におけるオールセラミッククラウンとメタルセラミッククラウンの影響。ランダム化比較臨床試験

4 Meijer HJ, Stellingsma K, Meijndert L, Raghoebar GM. A new index for rating aesthetics of implant-supported single crowns and adjacent soft tissues--the Implant Crown Aesthetic Index. Clin Oral Implants Res 2005 ;16(6):645-649.
インプラント支持型単独冠と近接軟組織を評価する新しい指標－インプラントクラウンエステティックインデックス

5 Canullo L, Rasperini G. Preservation of peri-implant soft and hard tissues using platform switching of implants placed in immediate extraction sockets: a proof-of-concept study with 12- to 36-month follow-up. Int J Oral Maxillofac Implants 2007 ;22(6):995-1000.
抜歯後即時埋入されたインプラントにプラットフォームスイッチングを適応したインプラント周囲硬軟組織の温存．12～36ヵ月のフォローアップにおける実証実験

6 De Rouck T, Collys K, Cosyn J. Immediate single-tooth implants in the anterior maxilla: a 1 -year case cohort study on hard and soft tissue response. J Clin Periodontol 2008 ;35(7):649-657.
上顎審美領域における単独歯即時埋入インプラント：硬軟組織の反応に関する1年間のケースコホート研究

7 Oh TJ, Shotwell JL, Billy EJ, Wang HL. Effect of flapless implant surgery on soft tissue profile: a randomized controlled clinical trial. J Periodontol 2006 ;77(5):874-882.
フラップレスインプラント手術が軟組織形態に与える影響：ランダム化比較臨床試験

8 Linkevicius T, Apse P, Grybauskas S, Puisys A. The influence of soft tissue thickness on crestal bone changes around implants: a 1 -year prospective controlled clinical trial. Int J Oral Maxillofac Implants 2009 ;24(4):712-719.
軟組織の厚みがインプラント周囲骨頂部の骨レベルの変化に与える影響：1年間の前向き比較臨床試験

9 Canullo L, Iurlaro G, Iannello G. Double-blind randomized controlled trial study on post-extraction immediately restored implants using the switching platform concept: soft tissue response. Preliminary report. Clin Oral Implants Res 2009 ;20(4):414-420.
プラットフォームスイッチングの概念を利用した抜歯後即時インプラント修復に関する二重盲検化ランダム化比較臨床試験：軟組織の反応。予備研究

10 Schrott AR, Jimenez M, Hwang JW, Fiorellini J, Weber HP. Five-year evaluation of the influence of keratinized mucosa on peri-implant soft-tissue health and stability around implants supporting full-arch mandibular fixed prostheses. Clin Oral Implants Res 2009 ;20(10):1170-1177.
角化粘膜が下顎のフルアーチ固定性補綴装置を支持するインプラント周囲軟組織の健康と安定性に与える影響についての5年間の評価

Evaluation of soft tissue around single-tooth implant crowns: the pink esthetic score

単独インプラント支持型クラウン周囲軟組織の評価：ピンクエステティックスコア

Fürhauser R, Florescu D, Benesch T, Haas R, Mailath G, Watzek G.

目的：本研究では、単独歯インプラントクラウン周囲の軟組織を評価するために新しく提唱されたピンクエステティックスコア（PES）の再現性を調査した。評価者の専門性の影響も別の評価項目であった。

材料および方法：20名の評価者（5名の補綴専門医、5名の口腔外科専門医、5名の矯正専門医、5名の歯学部学生）に30本の単独歯インプラントクラウンの写真が提供された。以下の7変数において、天然歯との比較評価を行った：近心の乳頭、遠心の乳頭、軟組織レベル、軟組織のカントゥア、歯槽突起の欠損、軟組織の色およびつや。0はもっとも低く、2はもっとも高い値を表し、PESの最高得点が14となる0-1-2のスコアを使用した。各評価者は4週間の期間をおいて2回評価を行った。2回目の評価の際には、逆の順番で写真の点数化が行われた。

結果：最初の評価での平均PESは9.46（±3.81SD）で、2回目は9.24（±3.8SD）だった。これらの平均には統計学的有意差は認められなかった（$P=0.6379$）。単独歯インプラントにおけるインプラント関連平均PESは2.28〜13.8であり、標準偏差は0.46〜3.51だった。非常に悪い、ならびに非常に審美的な修復では、標準偏差は最も小さい値であった。合計PESの平均値は、補綴専門医が10.6、口腔外科専門医が9.2、歯学部学生が9.9、ならびに矯正専門医が7.6であった。

結論：PESは再現性よく単独歯インプラント周囲軟組織を評価していた。したがって、異なる外科および補綴術式による臨床結果であっても評価可能であるといえる。矯正専門医の評価は他の評価者と比較して非常に厳しいものであった。

(Clin Oral Implants Res 2005;16(6):639-644.)

Aim: In this study, the reproducibility of a newly developed pink esthetic score (PES) for evaluating soft tissue around single-tooth implant crowns was assessed. The effect of observer specialization was another point of interest.
Material and methods: Twenty observers (five prosthodontists, five oral surgeons, five orthodontists and five dental students) were given photographs of 30 single-tooth implant crowns. Seven variables were evaluated vs. a natural reference tooth: mesial papilla, distal papilla, soft-tissue level, soft-tissue contour, alveolar process deficiency, soft-tissue color and texture. Using a 0-1-2 scoring system, 0 being the lowest, 2 being the highest value, the maximum achievable PES was 14. Each observer was requested to make two assessments at an interval of 4 weeks. At the second assessment, the photographs were scored in the reverse order.
Results: The mean PES of evaluations at the first assessment (n=600) was 9.46 (+/- 3.81 SD), and 9.24 (+/- 3.8 SD) at the second one. The difference between these two means was not significant statistically (P=0.6379). Implant-related mean PES for single-tooth implants varied from 2.28 to 13.8, with standard deviations between 0.46 and 3.51. Very poor and very esthetic restorations showed the smallest standard deviations. The mean total PES was 10.6 for the prosthodontists, 9.2 for the oral surgeons, 9.9 for the dental students and 7.6 for the orthodontists.
Conclusions: The PES reproducibly evaluates peri-implant soft tissue around single-tooth implants. Thus, an objective outcome of different surgical or prosthodontic protocols can be assessed. Orthodontists were clearly more critical than the other observers.

The effect of all-ceramic and porcelain-fused-to-metal restorations on marginal peri-implant soft tissue color: a randomized controlled clinical trial

インプラント周縁部軟組織におけるオールセラミッククラウンとメタルセラミッククラウンの影響。ランダム化比較臨床試験

Jung RE, Holderegger C, Sailer I, Khraisat A, Suter A, Hämmerle CH.

本研究の目的は、メタルセラミッククラウン(PFM)と比較してオールセラミック修復がインプラント周囲軟組織の色調変化に与える影響を調べることである。

30名の患者をランダムに15名ずつの2つのグループに分類した。オールセラミックグループは酸化アルミニウムベースのアバットメントにオールセラミッククラウンを装着し、PFMグループではチタンもしくはゴールドアバットメントにクラウンを装着した。修復物が装着される前後における唇側中央部のインプラント周囲粘膜の色差(Delta E-implnat)をリフレクタンス分光光度計で測定した。唇側中央部のインプラント周囲粘膜と隣接する周囲の辺縁歯肉部との色差 (Delta ETooth-implant) を評価した。

インプラント周囲 (MTImplant) と隣在天然歯(MTTooth)の粘膜の厚みを唇側中央部で測定した。Delta E-Implant 値はオールセラミックグループ (7.4 +/- 2.7) と PFM グループ (7.6 +/- 2.8) で同等の値を示した。オールセラミックグループ (3.4 +/- 1.4) では、PFM グループ (5.2 +/- 2.3) と比較して有意に色調の変化が小さかった。オールセラミックグループの MTImplant 値は3.4 +/- 0.8mm であり、PFM グループの MTImplant 値 2.9 +/- 0.9 mm と比較して、統計学的有意差は認められなかった。統計学的有意差は、実験群と対照群における MTImplant (3.1 +/- 0.9) 値と MTtooth (1.2 +/- 0.3) 値を比較した際に認められた。オールセラミック修復は PFM 修復よりも隣在歯に対して色調の適合がしやすかった。

(Int J Periodontics Restorative Dent 2008 ;28(4):357-365.)

The aim of this study was to test the color-change effect of all-ceramic restorations compared with porcelain-fused-to-metal (PFM) restorations on marginal peri-implant soft tissue. Thirty patients were randomly divided into 2 groups of 15 subjects each. The all-ceramic group received all-ceramic crowns on aluminum oxide-based abutments, while the PFM group received crowns on titanium or gold abutments. A reflectance spectrophotometer was used to measure the color difference (Delta E-Implant) between the midfacial peri-implant mucosa before and after restoration insertion. The color difference (Delta ETooth-implant) between the midfacial pen-implant mucosa and the gingival margin of the corresponding neighboring tooth was tested. The mucosal thickness was measured midfacially around the implant (MTImplant) and neighboring tooth (MTTooth). Delta E-Implant values were similar for the all-ceramic (7.4 +/- 2.7) and PFM groups (7.6 +/- 2.8).The all-ceramic group induced significantly less visible mucosal color change (3.4 +/- 1.4) compared to the PFM group (5.2 +/- 2.3). The MTImplant value of the all-ceramic group was 3.4 +/- 0.8 mm, while that of the PFM group was 2.9 +/- 0.9 mm, which was not significantly different. Significant differences were found when comparing MTImplant (3.1 +/- 0.9) and MTtooth (1.2 +/- 0.3) values for test and control groups. All-ceramic restorations revealed a better color match to the neighboring teeth than PFM restorations.

/ 1. Bone augmentation
/ 2. Sinus augmentation
/ 3. Immediate implant placement
/ 4. Implant overdenture
/ 5. Implant follow-up
/ 6. Computer aided surgery
/ 7. Implant soft tissue management

The influence of soft tissue thickness on crestal bone changes around implants: a 1-year prospective controlled clinical trial

軟組織の厚みがインプラント周囲骨頂部の骨レベルの変化に与える影響：1年間の前向き比較臨床試験

Linkevicius T, Apse P, Grybauskas S, Puisys A.

目的：本臨床研究の目的は、1年のフォローアップの後、歯肉組織の厚みがインプラント周囲の歯槽頂部骨吸収に与える影響を評価することである。

材料および方法：46本のインプラント（23本が実験群、23本がコントロール）が19名の患者に埋入された。実験群のインプラントは歯槽頂よりも約2mm歯冠側に埋入し、コントロール群のインプラントは骨レベルで埋入した。インプラント埋入前に、インプラント周囲組織の厚さをペリオドンタルプローブで測定した。治癒後、セメント固定性メタルセラミッククラウンを装着した。組織の厚みに従って、実験群のインプラントをA群（薄い）とB群（厚い）に分類した。インプラント埋入時と1年後の口内法X線写真を撮影し、歯槽頂部の骨変化を測定した。

結果：A群（薄い粘膜）における近心部の平均骨吸収は1.61 +/- 0.24 mm（標準誤差；0.9〜3.3 mm）であり、遠心部では1.28 +/- 0.167 mm（0.8〜2.1 mm）であった。B群（厚い粘膜）における近心部の平均骨吸収は0.26 +/- 0.08 mm（0.2〜0.9 mm）であり、遠心部では0.09 +/- 0.05 mm（0.2〜0.6 mm）であった。コントロール群における近心部と遠心部の平均骨吸収量はそれぞれ1.8 +/- 0.164 mm（0.6〜4.0 mm）と1.87 +/- 0.166 mm（0.0〜4.1 mm）であった。分散分析より、A群（薄い）とB群（厚い）において、骨吸収量は近遠心ともに統計学的有意差が認められた。

結論：歯槽頂部における最初の歯肉組織の厚みは、インプラント周囲における辺縁骨の安定性に重大な影響を与えると考えられた。もし組織の厚みが2.0mmかそれ以下であれば、インプラントとアバットメントの境界部の位置に関わらず、歯槽頂部の骨吸収は1.45mmまで起こる可能性がある。

（Int J Oral Maxillofac Implants 2009;24(4):712-719.）

Purpose: The aim of this clinical trial was to evaluate the influence of gingival tissue thickness on crestal bone loss around dental implants after a 1-year follow-up.
Materials and Methods: Forty-six implants (23 test and 23 control) were placed in 19 patients. The test implants were placed about 2 mm supracrestally, whereas the control implants were positioned at the bone level. Before implant placement, the tissue thickness at implant sites was measured with a periodontal probe. After healing, metal-ceramic cement-retained prostheses were constructed. According to tissue thickness, the test implants were divided into A (thin) and B (thick) groups. Intraoral radiographs were performed and crestal bone changes were measured at implant placement and after 1 year.
Results: Mean bone loss around the test implants in group A (thin mucosa) was 1.61 +/- 0.24 mm (SE; range, 0.9 to 3.3 mm) on the mesial and 1.28 +/- 0.167 mm (range, 0.8 to 2.1 mm) on the distal. Mean bone loss in test group B (thick mucosa) implants was 0.26 +/- 0.08 mm (range, 0.2 to 0.9 mm) on the mesial aspect and 0.09 +/- 0.05 mm (range, 0.2 to 0.6 mm) on the distal aspect. Mean bone loss around control implants was 1.8 +/- 0.164 mm (range, 0.6 to 4.0 mm) and 1.87 +/- 0.166 mm (range, 0.0 to 4.1 mm) on the mesial and distal aspects, respectively. Analysis of variance revealed a significant difference in terms of bone loss between test A (thin) and B (thick) groups on both the mesial and the distal.
Conclusion: Initial gingival tissue thickness at the crest may be considered as a significant influence on marginal bone stability around implants. If the tissue thickness is 2.0 mm or less, crestal bone loss up to 1.45 mm may occur, despite a supracrestal position of the implant-abutment interface.

73 d-PTFE膜を用いた歯槽堤温存術とマットレスオーバーレイ縫合を用いたインプラント治療　岩野義弘(東京都開業)

Hoffmann O, Bartee BK, Beaumont C, Kasaj A, Deli G, Zafiropoulos GG. Alveolar bone preservation in extraction sockets using non-resorbable dPTFE membranes: a retrospective non-randomized study. J Periodontol 2008;79(8):1355-1369.

症例の概要

患者は初診時61歳女性。右上の歯茎がたまに腫れるという主訴にて来院。診査の結果4|および|6に深い歯周ポケット形成と、根尖付近におよぶ垂直性骨欠損像を認めたため、歯根破折と診断し、抜歯後インプラント治療を行うこととした。抜歯時リッジプリザベーションを行い、抜歯後骨吸収を抑制したうえでインプラント体の埋入を行った。二次手術時、歯肉弁根尖側移動術を施し、角化粘膜幅の増大を図った。

処置内容とその根拠

4|、|6ともに歯根破折にともなう大きな骨欠損が予測されたため、抜歯時非吸収性d-PTFE膜(CYTO-PLAST™)を用いたオープンバリアメンブレンテクニックによるリッジプリザベーションを計画、施術した。右上インプラント体埋入時には少量の自家骨移植をともなうGBR法を行った。二次手術時、|6に対しては新手法：マットレスオーバーレイ縫合を応用した。今後長期にわたる経過観察を行っていく予定である。

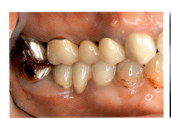
図1　初診時右側側方面観。4|、|6歯肉に発赤腫脹を、4|頬側歯肉に瘻孔形成を認める。

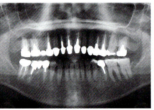
図2　初診時パノラマX線写真。4|、|6に根尖におよぶ垂直性骨吸収像を認める。

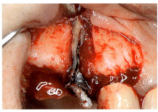
図3　4|には根尖に達する垂直破折と、それにともなう頬舌側歯槽骨の喪失を認める。

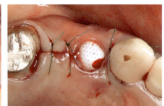
図4　d-PTFE膜(CYTO-PLAST™)を用いたリッジプリザベーション。

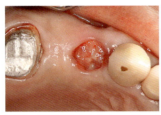
図5　術後28日目のオープンバリアメンブレン除去時。新生組織の形成を認める。

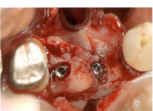
図6　3ヵ月待時し、CT画像をSIMPLANT®解析後、ガイデッドサージェリーを施行。

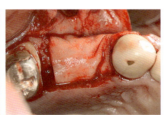
図7　不足部位に少量の自家骨を移植後、吸収性膜(BioGuide)にてGBR法を施術。

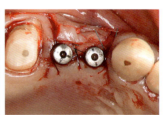
図8　二次手術時、double thickness flapにて根尖側移動術を行った。

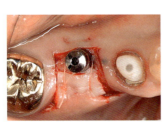
図9　|6は二次手術時、新手法：マットレスオーバーレイ縫合にて歯肉弁を根尖側へ移動。

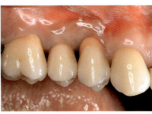
図10　5 4|上部構造(メタルセラミッククラウン)装着1ヵ月後。

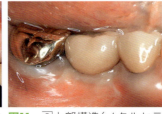
図11　|6上部構造(メタルセラミッククラウン)装着3ヵ月後。

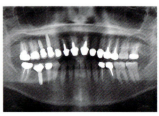
図12　SPT時のパノラマX線写真。辺縁骨吸収もなく短期経過は良好である。

ロール法と結合組織移植を用いたインプラント症例

萱原直樹（滋賀県勤務）

74

Salama H, Salama MA, Garber D, Adar P. The interproximal height of bone: a guidepost to predictable aesthetic strategies and soft tissue contours in anterior tooth replacement. Pract Periodontics Aesthet Dent 1998;10(9):1131-1141.

症例の概要

患者年齢および性別：59歳、男性
主訴：前歯部セラミック破損・臼歯部欠損による咀嚼障害

臼歯部欠損により咬合支持を失った状態で長期間放置したため、上顎前歯ブリッジの支台歯である|2は、セラミック破損に加え歯根破折していた。咬合平面の改善が必要あると診断し、フェイスボウトランスファーを行い、診断用ワックスアップを製作し、矯正治療・インプラント治療を用いた咬合再構成を行った。

処置内容とその根拠

咬合支持を獲得するために、診断用ワックスアップをもとに臼歯部にインプラント治療を行った。下顎に関しては、歯のポジションを是正するため矯正治療を行った。

上顎前歯部には、水平的な骨造成が必要であったため、GBRを行い、インプラントを埋入した。軟組織が水平的にも垂直的にも不足しており、二次手術時にロール法を、その後結合組織移植を行い、プロビジョナルレストレーションにて経過観察した後、上部構造を装着した。

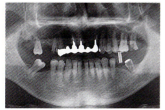
図1 初診時パノラマX線写真。バーティカルサポートが欠如している。

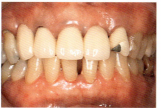
図2 上顎前歯部には、不適合なメタルボンドブリッジが装着されている。

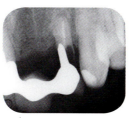
図3 |2はセラミック破損に加え、歯根破折が認められる。

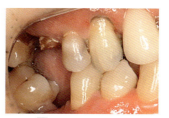
図4 |6は欠損しており、|7は近心傾斜している。

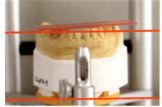
図5 SAM咬合器にマウント。咬合平面に左右差があることが認められる。

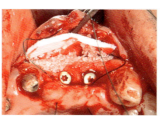
図6 GBRを併用し、2|1にインプラント埋入手術。

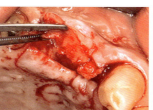
図7 唇側の軟組織が不足しているため、ロール法を用いて二次手術時を行った。

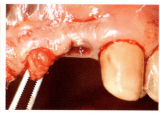
図8 インプラント間の乳頭を保存した状態で、結合組織移植を行った。

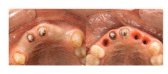
図9 軟組織増大後、唇側歯肉のボリュームは改善した。

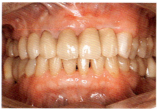
図10 上部構造装着後の口腔内写真。審美性および機能性の改善が達成された。

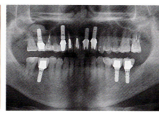
図11 同パノラマX線写真。咬合が安定し、良好に機能している。

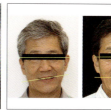
図12 咬合平面を整えた結果、リップラインの改善が認められる。

75 インプラント周囲軟組織構築による審美性の改善

神田　浩（徳島県開業）

Nozawa T, Enomoto H, Tsurumaki S, Ito K. Biologic height-width ratio of the buccal supra-implant mucosa. Eur J Esthet Dent 2006;1(3):208-214.

症例の概要

2013年1月、1|の違和感にて来院。女性。健康状態良好、喫煙習慣なし。

歯牙破折により抜歯し歯槽堤増大術を行う。12月、GBR併用インプラント埋入を行うが、歯間乳頭の喪失、歯根露出、歯槽頂の低位を認める。2014年8月、二次手術と同時にマイクロスコープを使用し水平的結合組織移植を行う。

12月に不足分追加の垂直的結合組織移植を行う。経過観察後審美性の回復を目指し最終補綴物装着。

処置内容とその根拠

欠損部歯槽骨・軟組織状態の悪さに加え、診断・外科処置の不十分さにより審美的障害が起こった。

これらのテクニカルエラーでおきた審美性の欠如に対して結合組織移植を行う。

マイクロスコープによるプラスティックサージェリーは、創傷の閉鎖や移植部分の血管新生などが優れている。したがって、天然歯と比較し接合が弱く、血液供給が少ないインプラントのリカバリーに適しているマイクロスコープを使用し、ある程度の審美性の改善ができた。

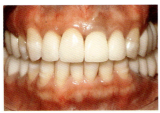
図1　初診時口腔内正面観。

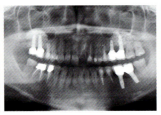
図2　1|の破折によりインプラント補綴を計画。

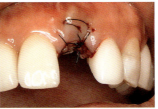
図3　抜歯時に歯槽堤増大術を行い既存骨の温存を図る。

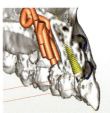
図4　シンプラントによる埋入シミュレーション。

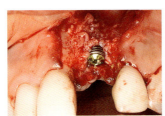
図5　GBR併用フィクスチャー埋入。

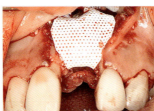
図6　非吸収性メンブレンによりGBRを行う。

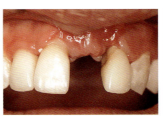
図7　口腔前提の減少、乳頭の喪失、歯根露出など合併症が顕著である。

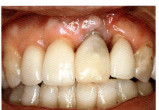
図8　1回目結合組織移植を水平的造成として行った。

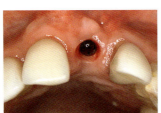
図9　1回目結合組織移植経過観察後。

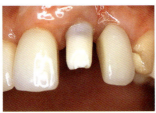
図10　2回目結合組織移植を垂直造成。経過観察後アバットメント試適。

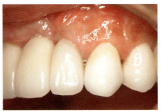
図11　スーパーストラクチャー装着。

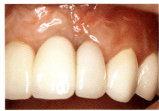
図12　経過観察後の正面観。

上顎前歯部における複数歯欠損症例の10年後のインプラント周囲組織

星野和正（東京都）

76

Saadoun AP, LeGall M, Touati B. Selection and ideal tridimensional implant position for soft tissue aesthetics. Pract Periodontics Aesthet Dent 1999;11(9):1063-1072.

症例の概要

患者は40代女性。2 1|1にインプラント3本による修復を行った。インプラントは天然歯から2mm、インプラント間は3mm離して埋入し、唇側にも1mm以上骨を温存した状態で配置でき、審美的な結果が得られ5年以上問題なく経過した。その後、3歯欠損のうちの中央にあたる1|部遠心歯肉が退縮を始め、7年後に同部位のクラウンマージン部まで退縮後は10年以上経過した現在も維持されている。

処置内容とその根拠

審美部位の単独欠損歯のインプラント埋入は低位口蓋側埋入を基本とした指標があるが、連続する欠損への複数埋入への指標は確立されていない。

本症例では、両中切歯にはストローマンインプラントRN φ4.1mm、側切歯部にはナローネック φ3.3mmを使用し左右の対称性を意識して配置したが、天然歯が隣在しないインプラント間への埋入に関しては、骨幅があっても細めを使用するなどして、対称よりもさらに内側に配置する必要も考えられた。

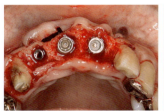
図1　インプラント間は十分な距離をあけ、左右の対称性を意識して埋入した。

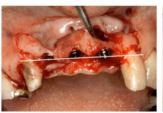
図2　頬側骨壁を十分残し、隣接歯のCEJより下方に埋入した。

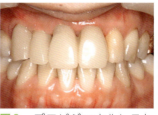
図3　プロビジョナルレストレーションにて歯肉形態を整え、成熟を待った。

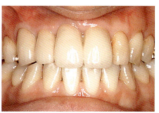
図4　術後正面観。患者に満足していただける治療成果を得られた。

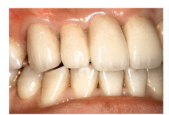
図5　1年後のクローズアップ。歯間乳頭も維持され歯肉は安定したように見えた。

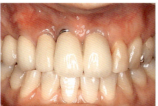
図6　10年後の状態。6年後以降1|歯肉が退縮しはじめ、この状態で落ち着いた。

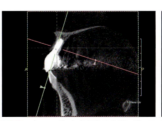
図7　|1、左上切歯の10年後のCT矢状断。インプラント頬側骨は維持されている。

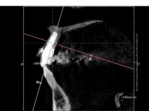
図8　1|、歯肉退縮が認められる部位。インプラント唇側骨は維持されている。

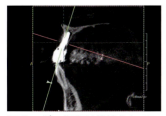
図9　2|。歯肉は維持されている部位だが、頬側の骨吸収が認められる。

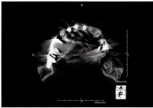
図10　横断像。2|の唇側骨が吸収しているが、歯肉退縮がみられる1|は骨が認められる。

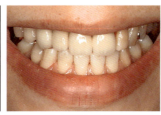
図11　インプラント周囲歯肉は隣接するインプラント周囲骨に影響を受けることが考えられた。

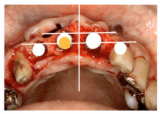
図12　インプラント間への埋入は細めを使用し、さらに内側に配置する必要も考えられる。

77 ティッシュレベルインプラントの生物学的幅径を考慮した埋入深度

三堀陽介（東京都勤務）

Cochran DL, Hermann JS, Schenk RK, Higginbottom FL, Buser D. Biologic width around titanium implants. A histometric analysis of the implanto-gingival junction around unloaded and loaded nonsubmerged implants in the canine mandible. J Periodontol 1997;68(2):186-198.

症例の概要

　天然歯の審美機能回復および周囲組織の長期安定を目的とする補綴処置において、生物学的幅径を侵襲しないことが成功の可否を決定づける。その一方、インプラント周囲にも埋入12ヵ月負荷の後に形成された生物学的幅径は安定しており、上皮性付着1.88mm結合組織性付着1.05mmとCochranらにより発表されているStraumann Tissue Level Implantにおいて、1.8mmの機械研磨部を有効利用し、上皮性付着の維持安定および周囲組織の獲得に適した埋入深度について検討を行った。

処置内容とその根拠

　天然歯における補綴処置を考慮し、Straumann Tissue Level Standard Plus Implant φ4.1×10mmに結合組織性付着の幅1.08mmの獲得を目的として、ラフサーフェス面を約1mm骨縁上に埋入した。補綴装着12ヵ月後に仮着上部構造を外し周囲歯肉所見の評価を行った結果、Straumann Tissue Level Standard Plus Implantは生物学的幅径を考慮し埋入深度を決定すれば、臼歯部において既製アバットメントを利用したシンプルな術式で審美機能に優れた補綴処置が行えることが示唆された。

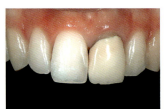
図1　┘1┌の審美障害は、生物学的幅径が侵襲されたことによるものと考えられる。

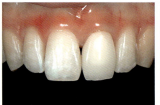
図2　プロビジョナルレストレーション装着後、周囲組織の安静を図った。

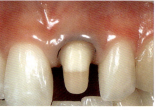
図3　生物学的幅径を侵襲しないよう歯肉圧排下にて歯頸ラインの深度を決定する。

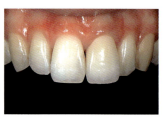
図4　PFZクラウンにて最終補綴を行った。

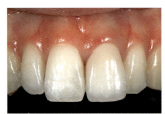
図5　最終補綴装着後3年経過したが周囲組織は安静を保ちコントロールは良好である。

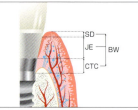
図6　Cochranらによるとインプラント周囲には上皮付着1.88mmが存在するとされている。

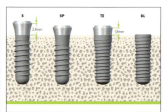
図7　Straumann Tissue Level Standard Plus Implantの機械研磨部1.8mmを上皮付着1.88mmに設定を行う。

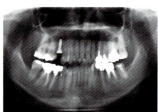
図8　結合組織付着1.05mmはラフサーフェス部に設定するため約1mm骨縁上に埋入を行った。

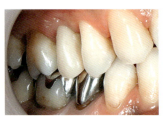
図9　免荷期間3ヵ月の後プロビジョナルレストレーション装着。

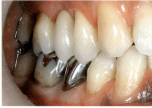
図10　synOctaアバットおよびPFMクラウンにて最終補綴を行った。

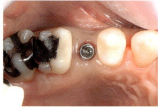
図11　上部構造装着後1年経過時の周囲軟組織所見(咬合面観)。良好な状態が保たれている。

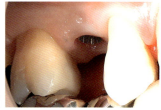
図12　天然歯のようなスキャロップ形態の付与は難しいが、炎症のない様子がうかがえる。

あとがき

　第1回全員発表研修会が平成18年（2006年）に熱海にて開催されました。発表4分、質疑応答2分にて出席者全員が発表、研修を2日間かけて行うという執行部でさえもどのような形になるか不安の中での開催でした。しかし、2日間が終わってみると熱気に満ちた会員の発表と共に充実した研修会を行うことができました。その全員発表研修会を基に事後抄録という形をとりながら、この書籍のシリーズが発刊されました。

　全員発表研修会も年を追うごとに内容もさらに充実し、新人会員からベテラン会員まで、それぞれのレベルを上げるべく日々の臨床成果を発表するようになってきました。昨年の平成27年7月19日、20日に行われました全員発表研修会は、記念すべき第10回となり、今回の書籍は、第10回全員発表研修会を基に発刊させていただきました。

　当会の40周年記念事業に伴い、「インプラントのための重要12キーワードベスト論文」を発刊させていただきましたが、第10回全員発表研修会から、よりエビデンスを確立するために、その発表の根拠となる論文をその書籍から検索し、参考文献として発表するというスタイルを取ったため、今回の書籍においては、骨造成、サイナス、即時埋入等の7つのカテゴリーに分類し、それぞれのインパクトの高いベスト10論文、合計70論文の掲載と、それにともなう関連ケース77症例に参考文献を用いながら詳述する内容にまとめさせていただきました。

　さらには、われわれ臨床家においての最大の関心事とも言える、欧米人とアジア人との歯槽骨や歯肉の違いを文献的に考察し、「人種の違いによる歯槽骨幅、口蓋歯肉の厚み、バイオタイプの比較」と題して当会サイエンス委員会委員長・岩野義弘先生に執筆をいただき掲載させていただきました。

　どれを取りましても興味深い内容の仕上がりになっていると思いますので、是非とも先生方の臨床の手助けとなる一冊になることを願っております。

2016年6月吉日

一般社団法人日本インプラント臨床研究会
専務理事　笹谷和伸

クインテッセンス出版の書籍・雑誌は、歯学書専用通販サイト『歯学書.COM』にてご購入いただけます。

PCからのアクセスは…
歯学書 検索

携帯電話からのアクセスは…
QRコードからモバイルサイトへ

文献と臨床のインプラントサイエンス
今読むべきインパクトの高い70論文&77症例

2016年7月10日　第1版第1刷発行

編　　集　一般社団法人日本インプラント臨床研究会

発 行 人　北峯康充

発 行 所　クインテッセンス出版株式会社
　　　　　東京都文京区本郷3丁目2番6号　〒113-0033
　　　　　クイントハウスビル　電話(03)5842-2270(代表)
　　　　　　　　　　　　　　　(03)5842-2272(営業部)
　　　　　　　　　　　　　　　(03)5842-2276(編集部)
　　　　　web page address　http://www.quint-j.co.jp/

印刷・製本　サン美術印刷株式会社

©2016　クインテッセンス出版株式会社　　　禁無断転載・複写
Printed in Japan　　　　　　　　　　　　落丁本・乱丁本はお取り替えします
ISBN978-4-7812-0504-5　C3047　　　　　　定価はカバーに表示してあります